院校师生疫期及疫后心理指导手册

梁杰珍 钟小川 主 编
吴紫苑 潘 虹 王淑敏 副主编

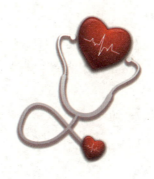

电子工业出版社
Publishing House of Electronics Industry
北京·BEIJING

内容简介

本书从新型冠状病毒肺炎防控防护、疫期及疫后师生心理调适、疫情反应过度人群识别与应对、学校疫期及疫后心理工作操作指南等方面，帮助师生、家长识别和应对心理问题，保持良好心态，战胜疫情，回归美好校园，以健康的身心开展学习和生活。

本书可作为广大院校师生的心理健康教育读本。

未经许可，不得以任何方式复制或抄袭本书之部分或全部内容。
版权所有，侵权必究。

图书在版编目（CIP）数据

院校师生疫期及疫后心理指导手册 / 梁杰珍, 钟小川主编. — 北京：电子工业出版社, 2020.4
ISBN 978-7-121-38857-6

Ⅰ. ①院… Ⅱ. ①梁… ②钟… Ⅲ. ①学生–日冕形病毒–病毒病–肺炎–心理疏导–手册 ②教师–日冕形病毒–病毒病–肺炎–心理疏导–手册
Ⅳ. ①R395.6-62 ②G44-62

中国版本图书馆CIP数据核字（2020）第064214号

责任编辑：朱怀永
印　　刷：北京天宇星印刷厂
装　　订：北京天宇星印刷厂
出版发行：电子工业出版社
　　　　　北京市海淀区万寿路173信箱　邮编100036
开　　本：880×1230　1/32　印张：4　字数：102千字
版　　次：2020年4月第1版
印　　次：2020年4月第1次印刷
定　　价：21.80元

凡所购买电子工业出版社图书有缺损问题，请向购买书店调换。若书店售缺，请与本社发行部联系，联系及邮购电话：（010）88254888，88258888。
质量投诉请发邮件至 zlts@phei.com.cn，盗版侵权举报请发邮件至 dbqq@phei.com.cn。
本书咨询联系方式：（010）88254608 或 zhy@phei.com.cn。

编委会

主　任：
　　邱鸿钟　广州中医药大学

副主任：
　　张小远　南方医科大学
　　苏亚玲　东莞理工学院
　　梁瑞琼　广州中医药大学
　　赵静波　南方医科大学
　　张将星　暨南大学
　　张　军　北京师范大学珠海分校
　　徐　蓉　惠州卫生职业技术学院
　　肖　剑　惠州卫生职业技术学院

主　编：
　　梁杰珍　惠州卫生职业技术学院
　　钟小川　惠州学院

副主编：
　　吴紫苑　河源职业技术学院
　　潘　虹　广州市财经职业学校
　　王淑敏　河源职业技术学院

参　编：
　　梁杰宝　珠海市中西医结合医院
　　杨碧霞　珠海市中西医结合医院
　　曹　荣　惠州学院
　　李　娇　惠州卫生职业技术学院

序

2020年伊始,一场突如其来的疫情在中华大地上肆虐。疫情初期,人们因为对新型冠状病毒的传播性和致死性等知识的未知而感到焦虑、担心和恐惧,加上每天有海量的不确定信息及不断上升的确诊人数,更是加重了焦虑和恐慌。随着疫情的持续,不少人(包括广大师生)的身心出现创伤,产生不同程度和方式的非常态反应。例如,有些人可能会对未来感到悲观、抑郁甚至绝望;有些人则因为担心自己罹患新型冠状病毒肺炎而出现疑病,难以放松;有些人因为疫情防控的需要,生活、作息、学习方式等方面突然改变,生物钟紊乱而出现睡眠障碍;每天都要宅在家里,容易出现烦躁不安、心情压抑、亲子关系冲突增加,等等。

在广东省教育厅思政处领导的指导和支持下,广东省高校心理健康教育与咨询专业委员会(以下简称"高心委")、省内高校心理健康教育教师为应对新型冠状病毒肺炎疫情下出现的心理危机,有针对性地开展了面向校内外的心理热线服务、学生心理健康状况调查、制作宣传短视频和微课等工作。高心委在调查、心理热线服务工作的基础上,分析了目前师生存在的值得关注的重点问题、突出问题、新问题及复课后可能出现的心理问题等,提出了供我省高校

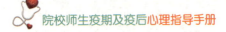

开展疫情心理疏导工作的针对性建议。

惠州卫生职业技术学院学生心理健康教育中心梁杰珍主任、惠州学院钟小川老师迅速行动,组织了惠州卫生职业技术学院、惠州学院、河源职业技术学院、广州市财经职业学校的心理教师及珠海市中西医结合医院的医护人员共同编写了《院校师生疫期及疫后心理指导手册》。

《院校师生疫期及疫后心理指导手册》从新型冠状病毒肺炎防控防护、疫期及疫后师生心理调适、疫情反应过度人群识别与应对、学校疫期及疫后心理工作操作指南等方面,帮助师生、家长识别和应对心理问题,疫期及疫后维护良好心态,维护和促进心理健康。该手册内容全面,针对性和实用性强,简单易操作,为学校疫期及疫后心理服务体系建设和心理疏导、心理问题的识别与应对、心理危机干预等提供参考。

"君子务本,本立而道生。"用自身专业知识服务社会,这是广大教师的社会责任,在社会服务中实现自我价值,活出有意义的人生。

梁瑞琼

2020年4月

前　言

这次新冠肺炎疫情，是新中国成立以来在我国发生的传播速度最快、感染范围最广、防控难度最大的一次重大突发公共卫生事件。全国人民在抗击疫情中展现的非凡精神，无数人以担当之勇、奋斗之志，在挑战中挺起不屈的脊梁。每一份牺牲和奉献都将融入中华民族的精神血脉，成为打赢疫情防控阻击战的力量之本，同时也让我们读懂了全国人民的爱国情怀、家国大义和奉献精神。将这场斗争中凝聚起来的精神力量继续弘扬到各项工作中去，有利于未来的疫情防控，推动经济社会发展。

疫情突发，威胁人民群众的身心健康。习近平总书记高度重视疫情防控期间的心理疏导工作，强调"主动做好心理疏导""动员各方面力量全面加强心理疏导工作"。

贯彻落实好习近平总书记重要指示精神，用这场斗争中凝聚起来的精神力量，做好院校师生心理健康教育与疏导工作，为打赢疫情防控阻击战、返校复学奠定坚实心理基础。

在广东省高校心理健康教育与咨询专业委员会指导下，惠州卫生职业技术学院、惠州学院、河源职业技术学院、广州市财经职业学校及珠海市中西医结合医院的专业心理教师和医护人员共同撰写

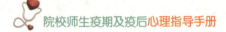

了《院校师生疫期及疫后心理指导手册》。

本书围绕院校师生自疫情发生以来最常遇到的心理问题，整合多方科普资源，帮助师生、家长分析自我心理反应，了解自身心理状态，并为其提供有效调节身心问题的方法，使其获取专业心理帮扶的渠道。同时，本书也可供学校及各级专业机构开展疫期及疫后防控心理健康教育工作使用。

参与本书编写的人员及分工如下：梁杰珍、杨碧霞、梁杰宝共同编写第一章；钟小川、潘虹共同编写第二章；王淑敏、钟小川共同编写第三章；吴紫苑、梁杰珍共同编写第四章；梁杰珍、钟小川、吴紫苑、李娇共同编写附录；曹荣负责全书插图。

在本书编写过程中，得到广东省高校心理健康教育与咨询专业委员会多位委员的悉心指导，邱鸿钟教授及其团队、彭嫚丽老师与青汀工作室提供了心理放松训练原创音频，编写成员所在单位、广东新华发行集团股份有限公司的领导给予了大力支持和协助，同时还参考了大量公开发表和出版的文件、图书等资料，借此向所有提供支持与帮助的领导、专家及相关人员表示衷心的感谢。

我们希望通过通俗易懂的图文，大力普及疫情下的心理健康知识，帮助宅家与返校后的师生保持良好心理状态。此外，书中收录了编写成员制作的身心防护视频，仅供大家参考使用。

我们坚信在党中央的坚强领导下，紧紧依靠群众，激扬强大的精神力量，必定打赢这场疫情防控阻击战。

编　者

2020年3月29日

目 录

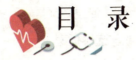

第一章 新型冠状病毒肺炎防控防护

第一节 理性认识新型冠状病毒肺炎 ………………… 3
 一、认识新型冠状病毒肺炎 …………………………… 3
 二、临床表现和诊断标准 ……………………………… 4
 三、传播途径 …………………………………………… 7
 四、密切接触者注意事项 ……………………………… 7
 五、就医指南 …………………………………………… 8
第二节 返校复学防控防护指南 ……………………… 9
 一、学校防控主要内容 ………………………………… 9
 二、自我防护 …………………………………………… 15
 三、疑似病例就医流程与应急处理 …………………… 17

第二章 疫期及疫后师生心理调适

第一节 心理应激及应对 ……………………………… 21
 一、心理应激识别 ……………………………………… 21
 二、心理应激应对 ……………………………………… 22

第二节　心理防护的必要性 ……………………… 23
　　一、疫情引发的心理问题 ……………………… 23
　　二、疫后心理防护的必要性 …………………… 25
第三节　心理自助与疏导指南 …………………… 26
　　一、正确认识身心反应 ………………………… 26
　　二、理性看待疫情发展与防控 ………………… 27
　　三、应对疫情心理自助指南 …………………… 28
第四节　疫期及疫后师生常见问题与心理应对 … 31
　　一、学生篇 ……………………………………… 31
　　二、教师篇 ……………………………………… 42

第三章　疫情反应过度人群识别与应对

第一节　过度恐慌的识别与应对 …………………… 51
　　一、过度恐慌的表现 …………………………… 52
　　二、过度恐慌的应对方式 ……………………… 53
第二节　过度焦虑的识别与应对 …………………… 54
　　一、过度焦虑的表现 …………………………… 54
　　二、过度焦虑的应对方式 ……………………… 55
第三节　愤怒者的识别与应对 …………………… 56
　　一、愤怒者的表现 ……………………………… 56
　　二、愤怒者的应对方式 ………………………… 57
第四节　疫情的"后遗症" ………………………… 59
　　一、替代性创伤 ………………………………… 59
　　二、创伤后应激障碍 …………………………… 62

目 录

第五节　放松技术的使用 ··· 64
　　一、腹式呼吸 ··· 64
　　二、着陆技术 ··· 66
　　三、肌肉放松法 ··· 66
　　四、蝴蝶拍 ··· 67
　　五、正念冥想 ··· 68

第四章　学校疫期及疫后心理工作操作指南

第一节　疫期心理援助热线基本设置 ································· 73
　　一、工作目标与原则 ··· 73
　　二、设置与管理 ··· 73
　　三、咨询员的职责与筛选 ··· 75
　　四、心理援助热线的基本工作流程 ··································· 75
　　五、疫期心理援助热线的伦理要点 ··································· 77
　　六、转介 ··· 79

第二节　疫期及疫后心理疏导工作指南 ······························· 80
　　一、目标与指导原则 ··· 80
　　二、工作机制 ··· 80
　　三、工作任务 ··· 80
　　四、团队建设 ··· 81
　　五、工作实施 ··· 82

第三节　疫后心理防护的宣教工作指南 ······························· 86
　　一、工作目标 ··· 86
　　二、工作机制 ··· 86
　　三、工作内容 ··· 88

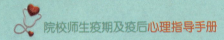

第四节　疫后心理问题咨询与辅导工作指南 …… 90
　　一、工作目标 …… 90
　　二、工作机制 …… 90
　　三、工作内容 …… 91

第五节　疫后家庭心理建设工作指南 …… 94
　　一、工作目标 …… 94
　　二、工作机制 …… 95
　　三、工作内容 …… 96

附　录　资源链接

　　一、权威培训资料 …… 101
　　二、调适资源 …… 102
　　三、危机转介机构 …… 103

参考文献 …… 105

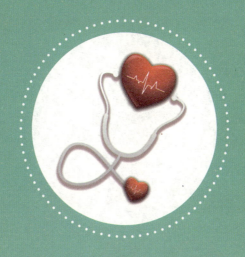

第一章
新型冠状病毒肺炎防控防护

内容要点

1. 理性认识新型冠状病毒肺炎
2. 返校复学防控防护指南

第一章　新型冠状病毒肺炎防控防护

第一节　理性认识新型冠状病毒肺炎

一、认识新型冠状病毒肺炎

在这场没有硝烟的新型冠状病毒肺炎疫情战中,大多数人因不了解疫情而不知所措,面临着更多的未知危险和恐惧。康涅狄格大学的肯尼斯·拉克伦(Kenneth Lachlan)教授指出,"对于那些我们不知道原因的灾难,我们总有一种基本的冲动,那就是想要去看、去打听,直到我们觉得对这件事的来龙去脉都了然于胸了"。他认为了解威胁,理性地理解威胁,是一种解决威胁的方式。可见,理性认识新型冠状病毒肺炎,不仅有利于正确防控病毒感染,而且有利于提高心理安全感,防止过度恐慌。

1. 新型冠状病毒

新型冠状病毒属于β属的冠状病毒,有包膜,颗粒呈圆形或椭圆形,常为多形性,直径为60～140nm。其基因特征与SARS-CoV和MERS-CoV有明显区别。对冠状

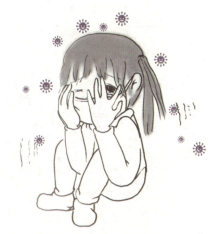

病毒理化特性的认识多来自对 SARS-CoV 和 MERS-CoV 的研究。病毒对紫外线和热敏感，56℃ 30 分钟、乙醚、75% 乙醇、含氯消毒剂、过氧乙酸和氯仿等脂溶剂均可有效灭活病毒，氯己定不能有效灭活病毒。

2. 新型冠状病毒肺炎

新型冠状病毒肺炎是指新型冠状病毒感染的肺炎。2020 年 2 月 11 日，世界卫生组织宣布，将新型冠状病毒感染的肺炎命名为"COVID-19"（Corona Virus Disease 2019），简称"新冠肺炎"。新型冠状病毒肺炎作为急性呼吸道传染病已纳入《中华人民共和国传染病防治法》规定的乙类传染病，按甲类传染病管理。

二、临床表现和诊断标准

1. 临床表现

1）新型冠状病毒肺炎的潜伏期

基于目前的流行病学调查，新型冠状病毒肺炎潜伏期为 1~14 天，多为 3~7 天。

2）新型冠状病毒肺炎的症状表现

新型冠状病毒感染的症状以发热、干咳、乏力为主要表现，少数患者伴有鼻塞、流涕、咽

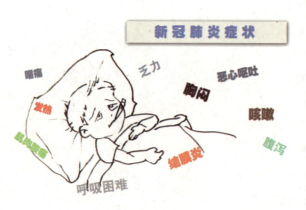

痛、肌痛和腹泻等症状。重症患者多在发病一周后出现呼吸困难和（或）低氧血症，严重者可快速进展为急性呼吸窘迫综合征、脓毒症休克、难以纠正的代谢性酸中毒和出凝血功能障碍及多器官功能衰竭等。值得注意的是，重型、危重型患者病程中表现出中低热甚至无明显发热症状。部分儿童及新生儿病例症状可不典型，表现为呕吐、腹泻等消化道症状或仅表现为精神弱、呼吸急促。

轻型患者仅表现为低热、轻微乏力等，无肺炎表现。

从目前收治的病例情况看，多数患者预后良好，少数患者病情危重。老年人和有慢性基础疾病者预后较差。患有新型冠状病毒肺炎的孕产妇临床过程与同龄患者相近。儿童病例症状相对较轻。

3）无症状感染者的临床表现

新型冠状病毒无症状感染者是指无相关临床表现，如发热、咳嗽、咽痛等可自我感知或可临床识别的症状与体征，但呼吸道等标本新型冠状病毒病原学检测阳性者。无症状感染者有两种情形：一是感染者核酸检测阳性，经过14天潜伏期的观察，均无任何可自我感知或可临床识别的症状与体征；二是处于潜伏期的"无症状感染"状态。无症状感染者具有传染性，存在着传播风险。

2. 诊断标准

新型冠状病毒肺炎确诊病例是在疑似病例的基础上，具备以下病原学证据之一者，也就是说，它的临床诊断标准有以下两点。

1）疑似病例

结合下述流行病学史和临床表现综合分析。

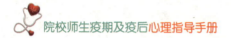

（1）流行病学史：

①发病前 14 天内有疫情高发区及周边地区，或者其他有病例报告社区的旅行史或居住史；

②发病前 14 天内与新型冠状病毒感染者（核酸检测阳性者）有接触史；

③发病前 14 天内曾接触过来自疫情高发区及周边地区，或者来自有病例报告社区的发热或有呼吸道症状的患者；

④聚集性发病［2 周内在小范围如家庭、办公室、学校班级等场所，出现 2 例及以上发热和（或）呼吸道症状的病例］。

（2）临床表现：

①发热和（或）呼吸道症状；

②具有新型冠状病毒肺炎影像学特征：早期呈现多发小斑片影及间质改变，以肺外带明显。进而发展为双肺多发磨玻璃影、浸润影，严重者可出现肺实变，胸腔积液少见。

③发病早期白细胞总数正常或降低，淋巴细胞计数正常或减少。

有流行病学史中的任何一条，且符合临床表现中任意 2 条。无明确流行病学史的，符合临床表现中的 3 条。

2）确诊病例

在疑似病例的基础上，具备以下病原学或血清学证据之一者：

①实时荧光 RT-PCR 检测新型冠状病毒核酸阳性。

②病毒基因测序，与已知的新型冠状病毒高度同源。

③血清新型冠状病毒特异性 IgM 抗体和 IgG 抗体呈阳性；血清新型冠状病毒特异性 IgG 抗体由阴性转为阳性或恢复期较急性期 4 倍及以上升高。

三、传播途径

经呼吸道飞沫和密切接触传播是主要传播途径。在相对封闭的环境中长时间暴露于高浓度气溶胶情况下存在经气溶胶传播的可能。由于在粪便及尿液中可分离到新型冠状病毒,应注意粪便及尿液对环境污染造成气溶胶或接触传播。

①飞沫传播:一般认为飞沫是直径大于 5 微米的含水颗粒,可通过一定距离(一般认为 1 米)进入易感者的黏膜表面,由于颗粒较大,不会长期悬浮在空中。喷嚏、咳嗽、说话或实施呼吸道侵入性操作时会产生飞沫。

②密切接触传播:飞沫沉积在物体表面,接触污染手后再接触口腔、鼻腔、眼睛等黏膜导致感染。

四、密切接触者注意事项

1. 密切接触者的判断标准

依据《新型冠状病毒肺炎防控方案(第六版)》,新型冠状病毒密切接触者是指从疑似病例和确诊病例症状出现前 2 天开始,或无症状感染者标本采样前 2 天开始,未采取有效防护与其有近距离接触的人员,具体接触情形如下:

(1)共同居住、学习、工作,或者其他有密切接触的人员,如近距离工作或共用同一教室或在同一所房屋中生活。

(2)诊疗、护理、探视病例的医护人员、家属或其他有类似近距离接触的人员,如到密闭环境中探视患者或停留,同病室的其他患者及其陪护人员。

(3)乘坐同一交通工具并有近距离接触人员,包括在交通工具上照料护理人员；同行人员（家人、同事、朋友等）；经调查评估后发现有可能近距离接触病例和无症状感染者的其他乘客和乘务人员。

（4）现场调查人员调查后经评估认为其他符合密切接触者判定标准的人员。

2. 密切接触者注意事项

密切接触者应采取集中隔离医学观察，不具备条件的地区可采取居家隔离医学观察，并加强对居家观察对象的管理。医学观察期限为自最后一次与病例、无症状感染者发生无有效防护的接触后14天。确诊病例和无症状感染者的密切接触者在医学观察期间若检测阴性，仍需持续至观察期满。

五、就医指南

1. 哪些情况需要及时就医

如果出现发热（腋下体温≥37.3℃）、咳嗽、气促、畏寒、乏力、腹泻、结膜充血等症状，且有疫情高发区旅行或居住史，或者发病前14天内曾接触过确诊患者或相关诊治的医护人员，或者出现小范围聚集性发病，应到当地指定医疗机构进行排查、诊治。

如果出现呼吸困难、昏迷、面色或皮肤苍白、心率加快等疑似休克症状，应该立刻就医或拨打120。

无症状感染者在集中医学观察期间如出现临床

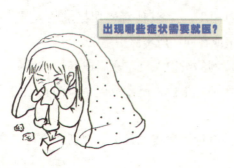

第一章 新型冠状病毒肺炎防控防护

表现，应当立即转运至定点医疗机构进行规范治疗。

2. 如何就医

病人要戴好一次性医用外科口罩（或 N95 口罩），避免前往人群密集的场所，与他人保持距离（至少 1 米），到就近的定点救治医院发热门诊就诊。就诊时，应如实详细讲述患病情况和治疗用药史，应主动告诉医生自己的相关疫情高发区及周边地区的旅行居住史，以及发病后接触过什么人，配合医生开展相关调查。前往医院的路上，避免乘坐地铁、公共汽车等公共交通工具，路上打开车窗通风；若路途中污染了交通工具，建议使用含氯消毒剂或过氧乙酸消毒剂，对所有被呼吸道分泌物或体液污染的表面进行消毒。

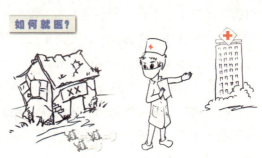

第二节　返校复学防控防护指南

一、学校防控主要内容

1. 落实防控责任

（1）成立学校新冠肺炎疫情防控领导小组。学校党委书记（校

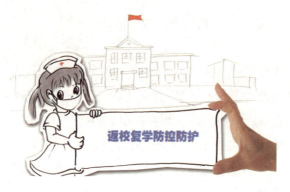

长）为第一责任人，分管校领导为直接责任人；各院（系、部）、各部门负责人为本部门防控工作的责任人。

（2）成立学校疫情防控专项工作机构。领导小组下设不同职能专项工作组，制定新冠肺炎疫情防控期开学各项保障工作方案、任务清单及突发公共卫生事件报告与处置工作应急预案，落实分工，责任到人，并进行相关疫情防控知识科普宣传、培训和应急演练，确保做好各项防控工作。

（3）明确教育主管部门、属地卫生健康部门、疾控机构、社区卫生服务中心、就近医疗机构发热门诊/定点医院联系人及其联系方式，开展联防联控。

2. 全面排查与精准掌握

人事、学生、安保、校医院(门诊)、系部等多部门密切配合，做好开学前全体师生健康排查工作。建立"人盯人"管理制度，对所管理的学生、教职员工实现全员、全过程、全方位"三全"监管，做到"全员覆盖，不漏一人"。

精准掌握疫情防控重点地区的教职员工、学生分布情况；精准掌握疫情防控重点地区的教职员工、学生在校内各院系、各年级、各班级分布情况；精准掌握疫情防控重点地区的每个教职员工、学生返校前14天的身体健康状况；根据疫情防控情况，在确保安全的前提下，精准安排疫情防控重点地区的教职员工、学生，

第一章　新型冠状病毒肺炎防控防护

分院系、分年级、分班级、分省份、分期、分批有序返校，保证返校的教职员工和学生都能够得到全覆盖的健康监测、健康保护。

3. 加强分类人员的健康管理与服务

按照《国务院应对新型冠状病毒感染肺炎疫情联防联控机制关于科学防治精准施策分区分级做好新冠肺炎疫情防控工作的指导意见》（国发明电[2020]4号）、《国务院应对新型冠状病毒感染肺炎疫情联防联控机制关于全国不同风险地区企事业单位复工复产疫情防控措施指南的通知》（国发明电[2020]12号）等国家、省、自治区、直辖市人民政府防控与复工复产复学等相关规定，加强分类人员的健康管理与服务，精准施策，统筹做好学校疫情防控和返校复学工作，有序恢复校园生活和教学秩序。

4. 设立临时医学观察点和单独隔离观察间

根据全体师生数量和场所等实际情况可设置一定数量的临时医学观察点和单独隔离观察间。临时医学观察点用于初测体温大于或等于37.3℃师生的体温复测和待送师生停留，单独隔离观察间用于不需要在医院隔离的具有发热等症状人员的隔离观察。

设置原则：观察点（间）要设在相对独立、通风良好的房间（可利用现有医务室），须配备1~2名工作人员，负责体温检测和发热人员的管理，并配备红外测温仪、水银温度计、一次性医用外科口罩、消毒纸巾、医用乳胶手套、快速手消毒剂、84消毒剂等物品，可配备木制或铁制椅子，不宜

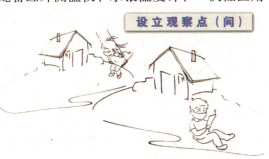
设立观察点（间）

配置不易消毒的布质材料沙发，不能使用集中空调系统。临时医学观察点的工作人员须穿戴工作服（白大衣）、一次性医用外科口罩、医用乳胶手套。

5. 严格师生健康监测与登记

做好全体师生每日健康监测和登记，加强对学生及教职员工的晨、午检工作，实行"日报告""零报告"制度，并向主管部门报告。指定责任部门和专人每天汇总学生与教职员工健康状况，如出现发热、干咳、乏力等疑似新冠肺炎症状，应及时向当地疾控机构等相关部门报告，按要求指引疑似患者到当地发热门诊或定点医院做进一步检查或采取其他相应措施。设立可疑症状报告电话，师生出现发热、呼吸道症状时，要及时向学校如实报告。加强因病缺勤管理，做好缺勤、早退、请假记录，对因病缺勤的教职员工和学生及时追访和上报。

6. 重点区域疫情防控和管理

（1）聚集活动管理。原则上控制会议频次和规模，尽量缩短会议时间。必须集中召开的会议，参会人员须做好个人防护。提倡采用视频、电话等线上会议。不应组织大型集体活动。

（2）就餐要求。师生食堂必须符合国家有关卫生标准，设置洗手设施和配备消毒用品，供就餐人员洗手消毒，做好炊具消毒工作。加强餐（饮）具的清洁消毒，餐（饮）具应当一人一具、一用一消毒，建议学生自带餐具。餐（饮）具去残渣、清洗后，煮沸或用流通蒸汽消毒15分钟；或采用热力消毒柜等消毒方式；或采用有效氯250mg/L的含氯消毒剂浸泡30分钟，消毒后应当将残留消毒剂冲洗干净。不具备消毒条件的，要使用一次性餐具或自备餐具。实行分时分散就餐，用餐时避免面对面就座，不与他人交谈。

第一章　新型冠状病毒肺炎防控防护

（3）宿舍管理。师生宿舍应当严控入住人数，设置可开启窗户定时通风，对通风不畅的宿舍应当安装排风扇等机械通风设备。盥洗室配设洗手池和消毒用品，定时清洁。宿舍要定期清洁，做好个人卫生。被褥及个人衣物要定期晾晒、定期洗涤。如需消毒处理，可煮沸消毒 30 分钟，或者先用有效氯 500mg/L 的含氯消毒剂浸泡 30 分钟后，再进行常规清洗。

7. 公共场所内的卫生要求

（1）通风换气。优先打开窗户，采用自然通风。有条件的可以开启排风扇等抽气装置以加强室内空气流动。应当保证厢式电梯的排气扇、地下车库通风系统运转正常。

（2）垃圾收集处理。分类收集，及时清运。普通垃圾放入黑色塑料袋，避免垃圾在垃圾桶及垃圾点周围散落，垃圾存放点各类垃圾应及时清运，垃圾无超时、超量堆放。垃圾转运车和垃圾桶保持清洁，可定期用有效氯 500mg/L 的含氯消毒剂喷洒或擦拭消毒；垃圾点墙壁、地面应保持清洁，可定期用有效氯 500mg/L 的含氯消毒剂喷洒。废弃口罩专门收集，要设置废弃口罩收集容器，文字标识为"废弃口罩专用"，内设黄色医疗垃圾袋，避免废弃口罩与容器直接接触。废弃口罩专用容器每天至少进行一次消毒。投放废弃口罩前请消毒（喷洒 75% 酒精、84 消毒剂），剪碎后装入塑料袋密封后投放到废弃口罩收集容器内，以防不法分子回收贩卖。禁止向废弃口罩专用收集容器投放其他生活垃圾。

（3）自动扶梯、厢式电梯。建议尽量避免乘坐厢式电梯，乘坐时应当佩戴口罩。厢式电梯的地面、侧壁应当保持清洁，每日消毒 2 次。电梯按钮、自动扶梯扶手等经常接触部位每日消毒应当不少于 3 次。

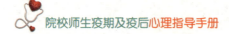

（4）地下车库。地下车库的地面应当保持清洁。停车取卡按键等人员经常接触部位每日消毒应当不少于3次。

（5）会议室、办公室、多功能厅、科室。保持办公区环境清洁，建议每日通风3次，每次20~30分钟，通风时注意保暖。加强物体表面清洁消毒。应当保持教室、学生宿舍、图书馆、实验室、体育活动室、餐厅等场所环境卫生整洁，每日定期消毒并记录。对门把手、课桌椅、讲台、电脑键盘、鼠标、水龙头、楼梯扶手、宿舍床围栏、室内健身器材、电梯间按钮等高频接触表面，可用有效氯250~500mg/L的含氯消毒剂进行喷洒或擦拭，也可采用消毒湿巾进行擦拭。加强重点场所地面清洁消毒，可使用有效氯500mg/L的含氯消毒剂擦拭消毒。

（6）卫生间。加强空气流通，确保洗手盆、地漏等水封隔离效果。每日定时进行卫生清洁，保持地面、墙壁清洁，洗手池无污垢，便池无粪便污物积累。用有效氯500mg/L的含氯消毒剂对公共台面、洗手池、门把手和卫生洁具等物体表面进行擦拭，30分钟后用清水擦拭干净。

8. 出现疫情后防控措施

复学期间如出现感染病例，应按照政府部门要求及时有效地开展处置措施。可按照《国务院应对新型冠状病毒感染肺炎疫情联防联控机制关于印发全国不同风险地区企事业单位复工复产疫情防控措施指南的通知》（国发明电〔2020〕12号）等文件要求，结合各省、自治区、直辖市人民政府的要求，如《广东省厂矿、机关、企事业单位复工复产新冠肺炎疫情防控工作指引（第三版）》（粤卫疾控函〔2020〕82号）执行。

（1）出现散发病例。出现散发病例后，学校进入特别防护阶

第一章　新型冠状病毒肺炎防控防护

段，应提高监测防控力度，配合疾控机构做好密切接触者的搜索与管理，并做好终末消毒，在当地卫生健康部门的指导下落实各项防控措施。根据疫情严重程度，暂时关闭教学场所。

（2）两周内出现2例及以上聚集性病例，应由疫情防控专家评估后采取相应管控措施。

二、自我防护

1. 返校途中防护

全程佩戴一次性医用外科口罩（或N95口罩），建议戴手套保持手部卫生，避免手直接接触公共物品和部位，用洗手液和流动水洗手，不用手接触口鼻眼，打喷嚏或咳嗽用纸巾或手肘衣服遮住口鼻，主动配合体温检测。如途中自觉发热应主动测量体温，出现可疑症状应佩戴好一次性医用外科口罩（或N95口罩）和医用乳胶手套，避免接触其他人员，及时就医。如发现身边人员出现可疑症状应及时报告。

2. 返校后防护

防护五个关键点：戴口罩，勤洗手，勤消毒，少聚集，规律生活。

（1）戴口罩。在上学途中、多人集体上课时及课余活动时，师生都需要佩戴口罩。师生沟通交流尽量避免近距离接触，避免接待外来人员，交谈时交谈双方均须佩戴口罩。摘掉口罩后，学生应立刻使用洗手液，按照七步洗手法用流动水冲洗双手，或者使用含有酒精的消毒液替代。

戴口罩注意事项：使用前检查包装是否完好，佩戴前应清洁双手，避免手触碰到口罩内侧面；佩戴时分清内外和上下，浅色为内，深色为外，金属

正确佩戴口罩
视频

条（鼻夹）为上；将折面完全展开，压紧鼻夹，使口罩和面部完全贴合，减少口罩与面部的空隙。常用的医用外科口罩为一次性口罩，使用时间为4小时，当口罩潮湿或破损后应更换。摘下口罩时不能接触口罩外层，应将口罩内层朝外折叠好后放入密封袋中，并应尽快洗手。

（2）勤洗手。谨记洗手的九个时刻：①传递物件后；②咳嗽或打喷嚏后；③制备食品前中后；④吃饭前；⑤上厕所前后；⑥手部被污染时；⑦与人接触后；⑧接触动物后；⑨外出回来后。建议用流动水和消毒液按照七步洗手法冲洗双手；如果在外面可随身携带含75%酒精的消毒液进行手消毒，方法同七步洗手法相同。

七步洗手法视频

正确手消毒法视频

七步洗手法步骤：内、外、夹、弓、大、立、腕。时间应超过15秒。

（3）勤消毒。注意对经常接触的门把手、手机、开关（遥控器）、电脑键盘、鼠标、水龙头、楼梯扶手、马桶冲厕键等部位进行擦拭消毒。反复需要接触的物品，使用消毒湿巾或75%酒精擦拭。教学区域消毒，教室地面每日消毒1~2次，师生接触的桌椅，放学后均要消毒，推荐使用稀释后的84消毒剂进行擦拭或喷洒消毒。放学后，回到宿舍、家中摘掉口罩后应立即洗手和消毒。

（4）少聚集。在疫情防控期间避免到人群聚集尤其是空气流动性差的场所，减少不必要的外出。师生集体用餐时，戴口罩排队，坐下吃饭的最后一刻才能脱口罩。建议采用分餐进食，避免扎堆就餐，避免就餐说话。

第一章　新型冠状病毒肺炎防控防护

（5）规律生活。师生员工应养成健康的生活方式，合理膳食，不暴饮暴食，不吸烟，少喝酒，不酗酒；劳逸结合，不熬夜，生活有规律；适当锻炼，保持休息与运动平衡。只有保证身体状况良好、身体免疫功能正常，才能抵御病毒的侵袭，也能有效维护心理健康。

三、疑似病例就医流程与应急处理

1. 疑似病例就医流程

教师若在校内出现疑似病例的症状，应当立即上报学校负责人和相关防控部门，要求其立即佩戴一次性医用外科口罩（或N95口罩）和手套，并及时按规定去定点医院就医。学生出现疑似病例的症状，要求其立即佩戴一次性医用外科口罩（或N95口罩）和手套，第一时间报告辅导员、班主任；辅导员、班主任应及时报告所在院系及相关防控部门，并立即通知家长佩戴防护口罩和手套前往学校，陪同孩子去当地指定接诊医院，家长不能陪同的，由学校指定专职人员转送至当地指定接诊医院就医。尽量避免乘坐公交、地铁等公共交通工具，前往医院路上和在医院内，相关人员应当全程佩戴一次性医用外科口罩（或N95口罩）。

2. 疑似病例的应急处置

（1）发现有教职员工、学生疑似病例情况时，即刻启动包括校长办公室、校医院、后勤、保卫、学工、人事等部门的防控工作联动机制的应急响应。立即隔离病例及相关区域，并对密切接触者进行集中隔离医学观察，疫情通报及时报告属地疾病预防控制部门，等待专职卫生人员处置（转运就诊、隔离治疗、调查采样、密切接触者筛查、区域消毒等）。

（2）对共同生活、学习的一般接触者进行风险告知，如出现发热、干咳等呼吸道症状及腹泻、结膜充血等症状时要及时就医。

（3）为师生员工提供心理支持和疏导，专人负责与接受隔离的教职员工或学生的家长进行联系，掌握其健康状况。

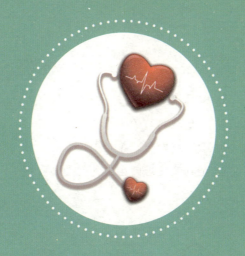

第二章
疫期及疫后师生心理调适

内容要点

1. 心理应激及应对
2. 心理防护的必要性
3. 心理自助与疏导指南
4. 疫期及疫后师生常见问题与心理应对

第二章 疫期及疫后师生心理调适

第一节 心理应激及应对

一、心理应激识别

心理应激，指的是个体在某种环境刺激作用下由于客观要求和自身的应对能力不平衡所产生的一种适应环境的紧张反应状态。

作为一种正常的生活经历，心理应激对于每个人都有着重大意义。但因为每个人应对危机事件的方法不一样，由此产生的心理应激表现及其程度也有所不同。一般来说，心理应激的具体表现为：

（1）认知方面，不能将注意力从危机事件上转移，缺乏对危机事件的清晰认识，不信任自己解决问题的能力，无法做决定等。

（2）情绪方面，通常表现出焦虑、沮丧、忧郁、害怕、绝望等无法放松及持续担忧的状态。

（3）行为方面，过度关注身体情况、容易对症入座、不敢出门、社交退缩等。

（4）生理方面，

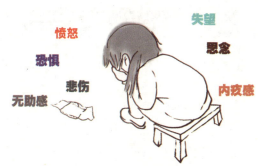

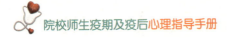

出现疲乏、头痛、失眠、肌肉紧张等。

二、心理应激应对

在面对危机事件时,个体产生一系列的应激反应,一般会持续6~8周,经历以下四个阶段。

(1)冲击期,即危机事件发生后,个体感到震惊、焦虑、慌乱、不知所措。这个阶段个体被大量危机事件的信息包裹,用现有的认知和处理方式进行应对,处于自我觉察的状态。

(2)防御期,即危机事件超过了个体的应对能力,想恢复心理上的平衡及调整不良情绪,一般采用退缩和回避等方法,处于自我防御的状态。

(3)解决期,在这个阶段,个体开始接受现实,并积极寻求各种资源努力设法解决问题。例如,争取家人、朋友、同学等的情感支持,或者通过改变应对方法及策略,做到减轻焦虑等情绪,逐步与外界接触。此时处于借力解决问题的状态。

(4)成长期,危机事件后,大多数人变得较成熟,获得一定的积极应对技巧,并逐步加深认识危机事件对自己带来的影响及收获,处于自我成长的状态。

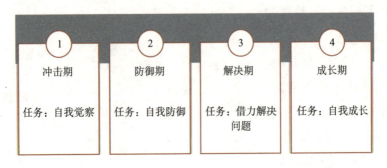

第二章 疫期及疫后师生心理调适

第二节 心理防护的必要性

一、疫情引发的心理问题

1. 引发的心理问题

新冠肺炎肆虐，人们的健康和生命安全受到威胁，加上长时间足不出户，由此引发了许多心理问题，表现为：

（1）认知困惑。注意力不集中、过度关注疫情相关报道、反复思考疫情内容、过度在意身体变化、反复去想感染后的严重后果等。

（2）情绪困扰。焦虑、害怕、恐慌、愤怒、无助、抑郁、沮丧、自责、孤独、无聊。

（3）躯体不适。失眠、头痛、多梦、胸闷、心慌、茶饭不思、肠胃不适、肌肉紧张或无力等。

（4）行为异常。反复洗手和消毒、反复测量体温、不敢开窗通风、不敢出门等强迫行为等。

（5）人际冲突。居家隔离期间，因与家人高密度的接触而容易产生人际冲突和家庭矛盾，影响亲子关系。

（6）原有心理症状加重或复发。因居家时间延长，原来就存在心理困扰（如焦虑、抑郁、双向情感障碍、睡眠障碍等）的人可能会再次产生明显的症状波动，有复发的征兆。

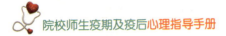

2. 引发心理问题的原因

（1）**缺乏类似的事件经验**。来势汹汹的疫情，造成大范围社会群体隔离，相信这是很多人首次遇到的严重危机。从认识其危害到准备应急和防范物资，从觉察自己心理困扰到缓解心理压力，大部分人都是缺乏抗疫经验的，所以容易产生困扰和心理问题。

（2）**个人认知及评价系统各异**。面对同样的压力，不同的人有不同的感受和认识，心理应激不是由压力情境本身决定的，而是由我们看待这些情境的态度决定的。所以，面对疫情，有的人会产生困扰，有的人不会；有的人产生困扰后可以自我适应和调整，有的人则需要借助外界力量来解决。

（3）**缺乏对自己能力的信任**。因对疫情原因、传播途径、结束时间等信息不明确，我们会感到自己没有足够能力控制危机事件的发生和影响，容易触发心理压力和挫败情绪。

（4）**缺乏外界有效的支持系统**。疫情期间，我们无法与亲人、朋友、同学等进行面对面的人际互动，当产生心理困扰时，不能及时得到外界的帮助和支持；另外，受网络联系和沟通的限

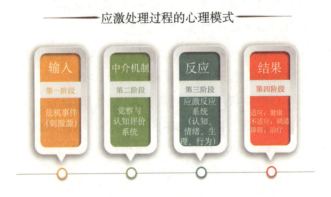

应激处理过程的心理模式

第二章 疫期及疫后师生心理调适

制,也无法保证这种沟通的有效性。

二、疫后心理防护的必要性

经过努力,这场疫情终将过去,同学们将陆续回到学校继续学业。事实上,并非每个人在疫后都能顺利复学,因为不同的人位于不同地区,受疫情的影响也不一样。

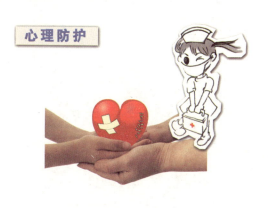

我们宅家期间的生活规律受到严重破坏,如晚睡晚起、三餐颠倒、没有胃口、睡不着觉等,这样的习惯将给开学后的学习和生活带来很大的挑战,并影响学习的效果;因为缺乏自控能力,在家容易沉迷手机和网络游戏,长久下来会对很多事情不感兴趣,整天蔫蔫的,做事磨蹭,这将使我们丧失对学习的兴趣和求知欲;因为长时间不接触书本、不进行面授听讲,在开学后容易出现拿起书本就想睡觉、大脑无法集中注意力去深度思考等问题;空中课堂需要我们有非常强的自觉性,因大家自觉性的程度不一样,导致知识储备不平衡,两极分化明显,对开学后的学习要求也要分层适应等。

此外,在疫情高发区的师生,受到有人染病去世等现实刺激,对心理的影响较大,有的可能产生观念和人格的改变;在疫情不太严重地区的师生,相比之下其紧张和焦虑也相对较弱。

从以上疫后可能产生的问题来看,疫后复学阶段可能是心理困扰出现的高峰期。这些困扰，会影响我们复学后的教学和生活。因此，疫后继续进行心理防护显得尤为重要和必要，将帮助我们保持健康的身心状态回归校园生活。

第三节　心理自助与疏导指南

一、正确认识身心反应

我们在面临如新冠肺炎疫情这样重大突发事件或不可控情形时，会出现什么样的生理和心理反应呢？这种情况下，我们都可能会出现"3F"身心反应：第一个"F"为Frighten（恐惧）；第二个"F"为Fight（战斗）；第三个"F"为Flight（逃跑）。

在面对像疫情这样的突发压力时，产生正确的生理和心理反应，是人类和一些高级动物所必须具备的生存能力。当处于急性应激的"3F"反应时期，人体会大量分泌肾上腺素和去甲肾上腺素、脑神经递质，帮助我们在这个时期做出战斗或逃跑的适应性反应。此外，我们会出现如下生理和心理反应：心跳加速、呼吸短促、骨骼肌收缩；把更多注意力集中在危险事物上；产生"焦虑"、"恐惧"和"紧张"的心理感觉。而这些身心反应其实是可以帮助我们更好地应对急性压力的。就如电影《囧妈》里伊万和妈妈在雪地中，遇到熊之后，就出现了非常典型的"3F"反应，所有注意力都集中

第二章 疫期及疫后师生心理调适

在危险上,心跳加快,呼吸短促,骨骼肌收缩,全力战斗或逃跑,以应对危险。

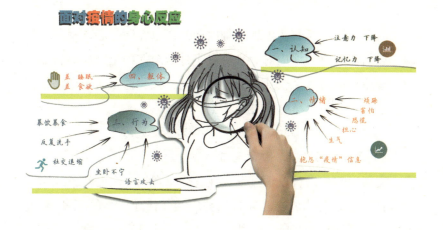

二、理性看待疫情的发展与防控

新型冠状病毒可能是人类历史上最难应对的病毒之一,它的传播力很强,整体重症率明显高于流感。这次新冠肺炎疫情,是新中国成立以来在我国发生的传播速度最快、感染范围最广、防控难度最大的一次重大突发公共卫生事件,严重威胁人民群众的生命安全和身体健康。截至2020年4月12日,国内累计确诊83524人,无症状感染者1086人,累计死亡3349人。

全球不断攀升的确诊病例等疫情相关信息,让大家惴惴不安,加剧了内心恐慌,侵害着民众的身心健康。掌握心理防护知识,积极调适好心理状态,不仅能维护自身身心健康,更有助于国家从大局上防控疫情。理性地感知和看待病毒带来的威胁,采取积极的行动去预防和治疗,在压力中更加了解自己,以更积极的态度对待生

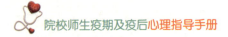

活,也许就是危机教给我们的第一课。

三、应对疫情心理自助指南

面对疫情,人们在生理防御的同时,也经历着心理战场的摇动。如何能够更好地应对心理应激事件?全体师生都应具备必要的心理应对能力,学会让内心充满阳光,让我们在质疑中坚定信念,于茫然无序中看清方向。

1. 针对疫情引发的应激反应,心理自助和疏导

1)规律生活作息,建立适宜边界

疫情期间如果对疫情过度关注,会呈现出一定的注意狭窄状态,长期持续会造成身心能量的耗竭,并伴随持续的不良情绪。因此要保证饮食和睡眠,规律生活作息,在日常生活和关注疫情之间建立适宜的边界,不让疫情过度干扰我们的正常生活。

2)正视疫情信息,保持理性客观

理性客观地认识疫情信息可以帮助人们稳定情绪。要对接收到的信息进行分类比较:谣言和不实报道往往具有来源不明、信息碎片化、夸大威胁性等特点,给人带来负面情绪体验;正规媒体的报道则来源清晰、措辞严谨、客观中立,给人以稳定感。

3)适度开展活动,合理宣泄情绪

在活动受限的情况下,安排一些可以让自己感觉平静、专注、愉悦的活动,如听音乐、看书、画画、工作等,让自己从负面的情绪体验中脱离出来。当觉察到自己产生负面情绪时,寻找合理的情绪宣泄途径,允许自己表达脆弱,可以通过写下自己的情绪体验、找人倾诉、大声唱歌、哭泣等方式宣泄自己的负面情绪。

第二章　疫期及疫后师生心理调适

4）学会身心放松，主动营造安全感

通过学习和运用呼吸放松、渐进式肌肉放松、想象放松、正念冥想等身心放松法，通过按摩、泡澡、运动等方式，主动开展身心调适。通过积极关注关于国家有力应对疫情、症状有效控制等信息来提升安全感。另外，还可以通过收听着陆技术、安全岛、心灵花园等音频，来构建心理安全感。

5）保持人际交往，激发内在资源

疫情期间，家人和朋友的支持可以带给我们安稳感，可每日与家人和朋友打电话或发微信，交流内容主要是相互支持、鼓励、传播积极信息，避免传播谣言、渲染威胁和传播负能量。通过回顾和总结以往面对困境时的经验，找到当时应对的方法和策略，以调动内在资源，提升应对能力，渡过当前的难关。

6）相互接纳情绪，进行有效沟通

疫情期间，生活空间的重叠、观念差异、负面情绪宣泄，以及缺乏安全感而引发的控制欲等，容易使家庭成员之间发生矛盾。对一些容易产生冲突的问题，可以通过家庭会议等形式进行协商处理，相互尊重、互谅互让、就事论事，不要恶意揣测家人。交流时态度平和，讲话突出要点，不进行情绪性沟通。

防疫心理提示

当我们面对巨大的危机事件时，往往会因为无所适从而采取一定的应激措施，启动更原始的防御机制，从而对危机产生不正确的认知。尝试让自己冷静下来，接受并正视现实，逐渐理性化，才能克服恐慌情绪。

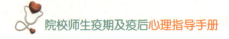

2. 原有心理症状加重或复发，需积极行动善用支持

除了以上策略，这部分人群更需要社会支持，关注正面信息，积极行动并自我肯定。

（1）在接受心理治疗的，需要尽快安排合适的时间面诊，或通过电话、网络咨询精神科医生或心理治疗师，看看是否需要调整治疗方案。

（2）正在接受药物治疗的抑郁症、焦虑症或精神分裂症患者，在这个特殊时期更应坚持遵医嘱服药，停药后容易导致病情复发。如果药物已经服完，需要复查，最好提前联系主治医生，咨询可否就近取药或者预约取药、复诊；也可通过电话、微信主动与社区（村）精防医生联系，寻求帮助。

（3）没有接受过治疗的，需尽快接受治疗。就医时尽可能选择就近正规诊所或医院，出门时务必戴上口罩，最多由一名家属陪同就诊。

防疫心理提示

面对新型冠状病毒肺炎疫情这一危机，要想到，它既是危险，也是机遇。成功渡过危机，会让我们的心灵更加坚强。

第二章 疫期及疫后师生心理调适

第四节 疫期及疫后师生常见问题与心理应对

一、学生篇

1. 学习类

困惑一：因为疫情延迟返校，白天不想学习，晚上又觉得荒废了时间有负罪感，怎么办？

由于生活节奏和生活空间的改变，打乱了人们常规的生活、学习和工作模式，导致缺乏动力性和计划性，不能按时完成日常工作和学习任务，这种生活中的"小拖延"在疫情出现后变得更加普遍了。面对这种状况，我们可以尝试以下应对策略：

（1）制订计划，自我约束。首先，把任务分解成若干个子任务，从易到难，各个击破；其次，将子任务根据重要程度进行主次排序，先主后次依次完成任务；最后对已完成的任务用自己喜欢的形式标记（如笑脸），及时进行自我激励。

（2）行胜于言，付诸行动。人们的心理活动有个循序渐进的过程，最初容易接受较小要求，习惯后会慢慢接

制订计划

时间	周一	周二	周三	周四	周五	周六	周天
上午	☆	☆	☆	☆	☆		
下午	☆	☆			☆	☆	☆

31

受更大的要求，心理学称为"登门槛效应"。所以如果你想完成一件事，不要只在头脑中想或嘴上说，不妨立马着手去做。

（3）互相监督，共同提高。互联网虽可提供丰富的学习、办公资源，但缺少同学、同事间的互相监督和促进。因此我们需要调动各种"监督"资源，例如，和同学、同事、朋友共同制订学习和工作计划，每天互相汇报任务进度，互相鼓励，有利于高效达成目标。

困惑二：在线学习时，自控力差怎么办？

网课的不足在于无法即时地对学习过程进行监督并及时反馈，因此可能会让自控力较差的学生更容易分神或分心去做其他事情。实际上，对于那些自控力较差的学生而言，他们需要完成双重任务：显性任务是各门课程的学习，隐性任务则是自控能力的提升。前者侧重于知识类，后者侧重于技能，而且前者受制于后者。因此，我们反而必须把自控力提升这项隐性任务放在首要位置，才能保证双赢的结果。

现在我们就来学习如何提高自控力。

（1）先从"专注"开始。采用"番茄工作法"，即设定闹钟让自己专注学习25分钟，铃响了之后就休息五分钟；若要继续学习，就再设定一次闹钟。间隔的短暂休息可以让你放松并且鼓舞你继续前进。

（2）遵循"难事优先"原则。大部分人会在早上有最强的意志力，因此只要你在早上将困难的事情完成了，那么剩下的时间里你都会觉得神清气爽，甚至更有动力去完成其他事情。

（3）提高大脑活力。运动、冥想和交谈等都是被证实了可以帮助大脑生长出新神经元细胞，进而增加大脑的能力的活动。

第二章　疫期及疫后师生心理调适

困惑三：如何提高网课期间的学习效率？

1）接纳当下，进入角色，提高适应能力

随着防疫工作的需要，延期回校，在家学习，就需要同学们去学着接纳学习环境和要求的改变。与传统面授相比，网络学习者可以不受时空限制，可以自主地选择学习地点和学习时间。

2）激发热情，做好计划，提升落实能力

（1）建立作息规律，有序有质生活。特别是需要制作一张清晰的作息时间表，按照作息时间逐步展开学习。

（2）固定学习环境，更好进入状态。例如，选用通风采光好、简洁安静的学习环境，给自己泡一杯清茶或咖啡，做个"学习启动操"，简化你的桌面等，将有利于集中注意力，促进身心尽快投入。

（3）分解短期任务，化解学习焦虑。只有真正知道自己想要达到什么目标、需要完成哪些任务，逐一落实，这些行动才会向着这个目标靠近，自然就能减轻焦虑。

（4）善用学习策略，提升学习效果。例如，课前预习、认真听讲、边记边思、结伴学习、共同探讨及正向反馈激励等，同样重要的是关闭社交聊天软件避免受到干扰。

3）掌握节奏，张弛有度，提高学习效率

学习是一场马拉松，它最需要的不是爆发力而是耐力，需要注意张弛有度，才能纾缓学习心理疲劳。例如，学习了一段时间后，可以休息一会，听听音乐、做些娱乐或文体活动等，及时调节身心。与持续不停地学习相比，利用空余时间放松大脑和身体，其学习效果会更好。

2. 毕业生相关

困惑四：因为疫情实习延期，我很担心能否顺利毕业。

心理学上提倡"活在当下"，觉察当下的自己，并充分挖掘可以利用的资源来解决现实困难，是我们解决问题的基本思路。针对此类困惑提供以下几条简单的建议：

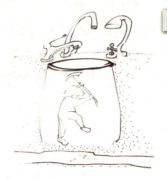

（1）活在当下，珍惜情绪状态下的此时此刻。虽然存在焦虑、担心等消极情绪，但我们不去排斥它，体会这种情绪带给自己的影响并接纳它，珍惜活在当下的每一天，规律作息，过好每一天的生活。

（2）调整认知，培养灵活的认知观念。摒弃那些糟糕至极的不合理想法，用一些灵活的想法来替代它。例如，由于每个毕业生都会面临同样的情境，学校一定会调整时间和政策来促进毕业生顺利毕业等。

（3）挖掘资源，做好能做的充足准备。"机会只眷顾那些有准备的人"，宅在家中仍然可以通过网络媒介充分挖掘可用的资源，为毕业求职等做充足的准备。

困惑五：因为疫情升学考试出现变化，我该如何准备？

原本按部就班的升学考试计划因为疫情而被打乱，这的确是件让人感觉糟糕的事情。但既然事情已经发生了，我们应想办法面对现实。

第二章 疫期及疫后师生心理调适

（1）寻求心理支持。今年和你一起升学的同学有很多，都有同样的心情，你们可相互倾诉、相互鼓励，获得安慰和调节方法。如感觉困扰较大，可以寻求心理咨询师的专业帮助。

（2）寻求资源解决。这些资源包括自身资源和外在资源。尽可能通过网络获得一些资料，还可向学长、老师请教，做更多的准备工作。

（3）巧用调节技巧。通过放松训练、积极自我暗示、正念练习等方式来调节自己的情绪状态，尽量让作息规律化，做一些平时想做但一直没有时间做的事情来增加生活的趣味性，通过制订切实可行的计划来增强自我现实感和成就感。

困惑六：因为疫情就业形势更加严峻，我的出路在哪里？

在疫情发生后，各省疫情防控领导小组第一时间出台保障毕业生就业权益的指导性文件，强调高校要主动与用人单位联系，广泛收集并及时发布需求信息，要积极引导用人单位与毕业生调整面试签约流程，开展分层次、分类别的网络招聘会，实现线上的供需对接。毕业生可以从以下方面做好准备。

（1）主动出击，广泛收集就业信息：保持和学校老师及就业部门工作人员的联系，准备好个人简历，该出手时就出手，不等不靠。

（2）降低期待，合理开展职业规划：特殊时期秉持"先就业、后择业"的理念，放低期待，从长计议，合理谋划。

（3）充实自我，努力提升就业竞争力：利用丰富的线上资源，合理规划时间，丰富自己的知识储备与实战技能。如完善个人简历，提升面试技巧、外语水平等，为将来的应聘、面试、工作储能。

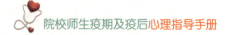

（4）转变心态，积极调整不良情绪。

3. 适应类

困惑七：在家待得懒懒散散，该如何调整好状态迎接返校复学？

超长假期综合征引发的懈怠、学习效率低下可能会使你频频感到焦虑和烦躁。我们应主动接纳困扰，从情绪和心理层面做好调控。

（1）正确看待"不良"情绪。从假期到开学，环境和自我要求往往有着巨大的不同，焦虑也在所难免。面对来真格的复学通知，这些"不良"情绪变成了"大喇叭"，反复提醒你"需要回归正常的学习节奏啦！"所以，"不良"情绪只是让你没那么舒适，从功能上说，是非常"良好"的。

（2）调整自身状态，适应学习节奏。正式开学前，简单列出本学期学习计划，试着循序渐进，从简单、轻松的计划入手，慢慢进入学习状态。适应之后再逐渐增加难度，增加自己的学习成就感，找回在校学习节奏。在此期间多给自己鼓励和正向反馈，宽容自己的犯错和小懈怠，给自己足够的调整时间。

（3）保持良好的生活习惯，规律作息。均衡营养，加强锻炼，增强免疫力；减少手机使用及玩游戏时间，保证充足睡眠；养成晨读习惯，提前适应复学节奏。

困惑八：最近对疫情基本不关注，但好像别的兴趣也减少了，怎么办？

这是一种常见的身心反应，是一个人面对持续存在的应激事件时出现的一种心理防御机制，称为"隔离"，最常被隔离的是与事件相关的个人感觉部分，因为此种感觉易引起焦虑与不安。在这种

第二章　疫期及疫后师生心理调适

状态下，我们常常感到兴趣下降，情感变得迟钝、麻木，注意力不集中，还可能感到做事情动力不足。有效的调节方法是：

（1）科学看待疫情防控，学习情绪调整方法；
（2）开展室内锻炼活动，保持良好身体状态；
（3）密切亲友互动交流，做到隔离不隔心；
（4）培养新兴趣、新爱好，让生活变得丰富；
（5）控制电子产品使用时间，做到合理有度；
（6）积极有效陪伴父母，增进家庭幸福指数。

如果类似情况持续2周仍不能自行改善，请与专业人员取得联系。

困惑九：开学后需戴口罩上课吗？

在2020年3月31日国务院联防联控机制新闻发布会上，教育部体卫艺司司长王登峰对此专门做了解答：在学校教室里面上课，是聚集性非常强的场所，要求必须戴口罩；在户外、在运动场，人员没有那么多，且人和人之间间隔较大的情况下，可以不戴口罩。

疫情期间，在戴口罩、勤洗手、增强免疫力的同时，同学们还须学会调节自身状态，尽快适应当下生活，为自己戴上一只"心理口罩"。

困惑十：担心返校以后的生活，担心群居被感染，担心生活受限，怎么办？

每所学校都会在同学们返校之前制定好阻止疫情传播的工作方案，采取各项措施来保障全体师生的身心安全。大家可以定期查阅学校官网相关信息或直接联系辅导员、班主任了解自己所关心的事项。

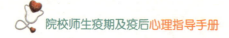

另外，为了防止担心的过度泛化，大家有必要学习一些相关的情绪调节技术，尝试做到三个"稳定"。

（1）稳定情绪。有时主动去感受一下自己的焦虑和恐惧，可以体验到与自己的亲近，反而让这些情绪变得可以接受了。如果出现过于强烈、难以承受的情绪，可以通过上述的认知调节或放松技术来加以平息。

（2）稳定生活。稳定的生活秩序是我们战胜疫情的基本保证。同学们在做好个人防护的基础上也可以在班级群里发动一些运动、读书打卡的活动，相互鼓励和支持。

（3）稳定团体。充分相信党和政府，及时了解学校安排，避免让班级群成为吐槽群。

4. 人际交往类

困惑十一：居家期间，与父母发生矛盾的问题比较突出，怎么办？

我们总以为，爱是一种本能，亲情是一种天生的关系，不需要任何经营。但实际上爱一个人是需要方法的。在和父母相处中，我们必须要学会的是，遇到分歧不逃避忍受，也不暴躁冲动，而是以足够的耐心和温柔去解决分歧。当与父母出现矛盾时，我们可以尝试以下方法：

（1）倾听。耐心去听听父母的心声，放下自己的想法和成见，听听父母究竟在想什么，有怎样的出发点。有时候当你听完父母的想法之后，问题已经不再是问题，而是一种温暖和体谅。

（2）理解。理解父母不满背后的情绪和情感，如果你能够通过父母的不满看到他们背后的焦虑情绪，以及其中饱含的爱，就不会那么抵触了。其实他们所期望的，无非是子女有理想、有行动、

第二章 疫期及疫后师生心理调适

有未来，这和我们自身的期望并不矛盾。

（3）表达。你可以把你听到的、理解的表达出来，使得父母觉得被理解和被接

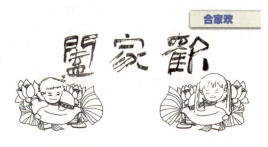

纳。之后你也可以心平气和地告知他们，你的想法和感受，也让他们知道和理解你的意思，达到双方互相地理解和支持。

（4）接纳。家庭治疗学家萨提亚认为：相同使人联结，差异使人成长。经过倾听和表达，我们应本着求同存异的态度，允许差异存在，带着这种差异，继续与父母讨论。当你带着开放的心态、不带评判地倾听时，理解、接受差异，与父母间的爱就会流动起来。

困惑十二：居家隔离了这么久，感觉跟同学有疏离感，怎么办？

疫情后的人际交往，我们要掌握三个基本原则，包括主动与积极、尊重与接纳、善意与感恩。

（1）主动和他人联系，力所能及地帮助他人，积极看待对方，努力探索解决问题的途径。

（2）尊重和接纳的态度，特别强调尊重，尤其表现在不评判，保持价值中立。例如，对来自疫情高发地区的同学，我们要本着尊重与公正的态度，不歧视，宽容体谅，接纳对方。

（3）要心怀感恩，表达善意。如果你先表达的是善意，很可能就会立刻化解了对方的戒备，甚至是敌意。怀抱感恩之心，有助于培养积极情绪，促进相互理解。

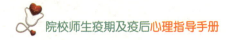

见到久违的同学,让笑容冲破口罩的封锁,让关心抛弃拥抱的形式,用真诚沟通和换位思考让友谊的小船越走越远吧!

困惑十三:缺少线下交往,如何应对孤独?

疫情期间,缺少线下交往的我们,因生活状态单一、网络平台局限和基本的社交需求不能满足而感到"孤独"。究竟该如何应对呢?

1)学会延迟满足

所谓延迟满足,就是我们平常所说的"忍耐"。在这样特殊的日子里,我们不能外出,但我们可以好好规划未来。

2)高质量陪伴家人

这次超长的春节假期,可以安心和父母、兄弟姐妹在一起,好好享受难得的团聚时光。

3)丰富网络交往的内容

网络不仅仅只有聊天和视频功能,通过网络还可以建立学习监督小组,相互交流、鼓励和督促,有助于提高学习和工作效率。

4)将心事转化为文字

见不到许久不见的小伙伴,我们可能藏了满肚子的话无法言说,这时,不妨转化成文字,表达并传递一份正能量。

5)开发新领域,转移注意力

开发一些新项目,如学习烹饪、练习书法、健身美体等,将空闲时间投入到更多有意义的事情之中。

5. 其他类

困惑十四:我是家庭经济困难生,因为疫情家里更加困难了,我不知道这个学我还能不能上下去?

疫情当前,家庭收支严重失衡,无论是谁遇到这样的情况都

第二章 疫期及疫后师生心理调适

会担忧与焦急。以下几条建议希望能给你提供一些帮助：

（1）做好自我情绪疏导。觉察自己的情绪，接纳它的存在，理解这是正常反应，并允许它陪伴自己一会，这会让你更容易平静下来。

（2）积极寻找资源，解决实际问题。联系学校辅导员或班主任，提出自己的实际困难，了解学校"奖、助、贷、补、免"的各项政策，以获得更多的帮助和支持。

（3）建立对未来的信心。困难是暂时的，相信国家，相信家人，相信自己。你的家庭曾一起抱团前行，现在更需要你们互相鼓励，彼此支持。疫情终会过去，生活也会再次回到正轨，在此之前，你要做的就是照顾好自己和家人。

困惑十五：自己感冒发烧时，同学和朋友对自己谨慎小心，感觉像是被"隔离"了，很不好受，怎么办？

经过疫情，所有人对发烧的敏感性会大大提高，因被过于谨慎小心对待，产生"很不好受"的感觉，可以借助心理学来应对。

（1）转变想法，从而改变心情。如果感觉自己成了"被孤立的少数派"，告诉自己这不是常态，只是暂时的；"被隔离"并不是"被歧视"，而是一种特殊的分离措施；在疫情的特殊时期，也许每个人都有恐惧心理，而彼此保持距离是对人对己都负责的做法。对于"被误解，无法得到认同"的想法，告诉自己，别人的小心谨慎其实没有针对性，对待所有人可能都这样。尽量理解他人的敏感和担心，这样能减轻自己的压力。

（2）在行动上，变被动为主动。主动与同学和朋友保持距离，戴好口罩，单独使用餐具，减少与大家的接触。主动做出这些行为，会与"被隔离"有完全不同的心理感受。在被动隔离

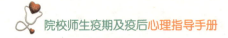

时，感到的是被迫孤立无援，而主动隔离时，感受的是自己为体谅他人和减少疾病传播而主动自我做出奉献。主动行动可赋予自身一种建设性的正向评价，会让自己的心态更积极，更能抵消环境带来的压力。

二、教师篇

1. 应急类

困惑一：如何针对突发情况做好学生的心理应激处理？

老师要在保障学生生命安全和尊重、关爱学生的前提下，从心理上稳定学生情绪，稳定班级秩序。那么针对学生的心理应激处理，老师们可以怎么做呢？

1）老师要有稳定的情绪，学生才会有安全感

课堂上学生是通过老师的情绪和行为来感知世界的，所以老师可以尝试采用以下四步法首先调整好自己的情绪状态：

（1）试着觉察自己，感受当下自己的情绪有哪些。

（2）调动自己的认知，接纳这些情绪。

（3）采用深呼吸法调整自己的状态，及时缓解负面情绪。

（4）进行自我暗示和自我鼓励，如"相信自己可以处理好"等。

2）稳定学生情绪，提高学生自我觉察和自我保护能力

面对学生产生的情绪反应，老师可以仿照上面自我稳定情绪的四步法来帮助学生进行心理调适。首先要认同学生的感受，接纳他们的情绪，并引导学生认识到，适当的应激也有助于提升警惕，更好地应对未知情况；其次，老师可带领学生进行腹式呼吸法等练习，调整学生的情绪；最后，老师可以指导学生进行积极的心理暗示。

第二章 疫期及疫后师生心理调适

3）因势利导，换位思考，启动班会课模式

老师可以将自己的课堂变身为班会课现场，把突发问题生成教育学生成长的课堂资源。以下课堂环节可供参考：

①让学生将自己的感受写下来，可随堂分享，也可以匿名上交后随机抽取分享。目的是正常化学生的情绪反应，让学生倾诉心中的想法，从而稳定学生的情绪。

②引导学生进行换位思考。可以讨论"如果当事人的情况发生在自己身上，自己的感受如何？希望被老师和同学如何对待？"等问题。

③引发学生的共情反应，营造温暖、积极的班级氛围，提升班级凝聚力。

2. 指导学习类

困惑二：复学后，如何帮助学生与电子产品逐步脱敏？

宅家学习至今将近三个月的时间，很多学生已经习惯依赖电子产品，造成学习效率低下。学习上产生挫败感，不得不继续从电子产品里寻求安抚，从而引发一轮又一轮的恶性循环。作为老师，我们如何帮助他们呢？

1）与学生共情，关注积极的一面

当某个学生跟老师诉说他控制不住玩手机的苦恼时，老师可以先关注想控制这个积极部分，了解他曾经做过的尝试与努力，给予肯定。同时与学生共情，理解他控制不住的无奈，以及又想控制的焦急心情。

2）和学生探讨解决问题的对策

当学生很难放下手机去启动另一件事情的时候，可以教给他们以下方法。

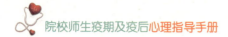

（1）321法则。在大脑中提前设定一个"开关"，心里默念"321，GO！"然后立刻动起来。注意两个要点：一是"开关"要事先设定好。例如，在抖音看小视频，告诉自己：再看最后两个，看完之后，马上执行321法则，立刻回到书桌把今晚要做的阅读理解作业拿出来。二是启动"开关"前先降低手机的诱惑力。例如，当忍不住用手机追剧，追到一个比较无聊的地方停住，之后启动"开关"，执行321法则去做作业，因为正好停在一个诱惑力比较弱的地方，也就减少了再去拿手机的欲望。

（2）番茄工作法。创设一个不被打扰的环境，选择一个学习任务，用闹钟设定25分钟的时间，运用321法则，全身心投入完成这个任务，中途不要做任何和任务无关的事情，闹铃响起之后，算是完成了一个番茄钟，可以休息5分钟的时间再运用321法则完成下一个番茄钟。但25分钟不是硬性要求，可以根据任务情况适当延长专注学习的时间。每天记录自己完成番茄钟的数量，并制定小目标，根据情况适当奖励一下自己。需要注意的是，在开始番茄钟的过程前要将手机放在自己看不见的地方，可

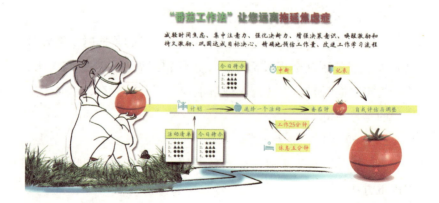

第二章 疫期及疫后师生心理调适

以听到闹钟声即可。

3）鼓励学生，增加其成就感

可以让学生将番茄钟的使用情况可视化，老师对学生的完成情况给予鼓励，增加学生的成就感，发现逐渐与手机脱敏是自己可以做到的。任何事情都不是一蹴而就的，学生与电子产品脱敏也是需要一个过程的，可以试着看到学生的努力和哪怕一点点的进步，同时也鼓励家长多给予孩子肯定，多看好的部分，增强亲子互动，相信一切都会向着越来越好的方向发展。

3. 生涯辅导

困惑三：如何增强学生的职业认同感？

学生对未来职业的迷茫并不少见。疫情期间，各行各业的心酸与艰辛开始涌入人们的视线，也成为很多学生选择人生方向的参考。复学后，老师可结合抗击疫情的职业故事，引导学生探索自己感兴趣的专业、院校或职业方向，增强职业认同感。

1）生涯人物访谈：双肩扛起，责任担当

何为责任担当？何为家国情怀？那些逆流而上、救死扶伤的医护人员、部队官兵；奋不顾身、坚守岗位的公安干警、基层公务人员；风雨无阻、负重前行的平凡农民、社会爱心人士……疫情期间，学生们看到了心目中的职业偶像。老师可以通过布置学生完成职业故事搜集、生涯人物访谈等活动进行探索，待疫情结束之后，鼓励学生通过实习、实践提前进行职业体验，深化职业认知。

2）探索职业价值观：明晰目标，幸福可归

"生活就是最好的教科书"，结合疫情期间典型事迹，挖掘教育资源，深化职业生涯辅导，通过幸福三件事、人生大拍卖、职业锚、排序法等，让学生审视自我，树立科学的世界观、人生

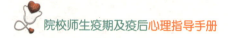

观、价值观,坚定信念,牢记使命,做一个有为之人。

3)增强职业认同感:爱国、感恩、勤奋、卓越

结合爱国主义教育、心理健康教育、生命教育、职业生涯教育,让学生学会感恩和责任担当;从国家全局战"疫"、社会全力支援方面,感受国家强大、民族伟大,做到身在隔离,心系天下,让学生在润物细无声中实现自我价值的探索与成长。

4. 指导亲子沟通

困惑四:如何帮助学生学会与家长沟通?

因为焦虑加上缺乏良好的沟通技巧,唠叨经常成为很多父母表达爱的方式,而孩子往往用顶撞或沉默来应对。结果,越唠叨则越是顶撞、越是沉默。那么作为老师,我们如何帮助学生学会与家长沟通呢?

1)让学生学会读懂父母情绪背后的含义

唠叨背后是焦虑,但焦虑背后是牵挂。很多时候,唠叨背后其实是父母对孩子爱的语言。"不要一直盯着手机"可解读为:我担心一直盯着手机会影响你的视力,也担心影响你的学习和生活。"作业写了吗?"可解读为:我希望你能自主学习,自己能做好时间管理。"早点睡觉""快点起床吃饭"可解读为:你的身体健康对我很重要。

2)指导学生运用非暴力沟通技术

抛去对他人先入为主的评价思维,通过观察、用心倾听他人和自己的感受,明白自己和对方真正的需要是什么,然后分别满足这些需要。例如,面对妈妈不停地唠叨,可以表达:"妈妈,您已经第七次催我了(观察,陈述事实),我知道您很焦虑,怕我不自觉,影响学习,但是您一直唠叨会让我觉得很烦躁,而

第二章 疫期及疫后师生心理调适

且不被信任（表达感受）。我其实已经做了很久作业了，想放松一下，我希望能自主安排自己的时间（表达自己的需要）。不然这样吧，晚上睡觉前，您再来检查我今天的作业情况，可以吗？（提出具体的请求）"

表达的过程中要注意两点：

（1）心平气和地沟通；

（2）做共情的表达。

3）学会为自己负责

父母所有唠叨背后的期待其实归根结底也是希望孩子可以为自己的行为负责。不妨用行动向父母证明自己可以有自主安排的能力，让父母安心，也就可以避免很多冲突。例如，可以制作时间管理表或待办事项便利贴，将自己对时间管理及任务完成情况的成果可视化，呈现给父母看，一方面让父母发现自己自主学习的能力，心安则家安；另一方面也强化了继续为自己负责的动力。

4）增加亲子互动，透过行动增进彼此的了解

周末的时光，可以和居家抗疫的日子一样，放下手机，多一些和父母的互动。如帮助妈妈一起做家务，向妈妈学做一道菜，可以增加妈妈和自己的成就感，拉近亲子关系；还可以帮忙爸爸做做卫生，洗洗衣服，参与亲子互动。另外，亲子互动也是亲子沟通的良好时机，可以择机表达自己的想法，在和谐的气氛中，更容易达成亲子间良好、有效的沟通。

5.密切家校沟通

困惑五：复学后，如何加强家校沟通？

家校沟通出现问题，究其原因，大多是因为缺乏沟通技巧。老

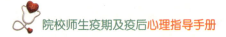

师应把握家长与老师沟通时的特殊心理，取得家长的理解与合作。

1）评价学生要客观

老师在向家长介绍学生情况时，要根据学生的实际表现，客观、公正地进行评价，让家长感受到自己和孩子是被老师尊重的，这样有益于家长与老师在心理上相容。

2）呈现问题重时机

在每位家长的眼中，自己的孩子都是很不错的，并都给予了很高的期望，但对于孩子的情况却未必了解得很全面。老师在向家长告知孩子的问题时，可先夸赞孩子的优点或近期的进步，待沟通顺畅后再指出问题，家长更易于接受。表述时尽量从家长心理易于接受的角度去叙述，避免引起家长的反感。

3）提供建议须可行

老师在向家长提出问题的同时最好提供可行的建议，语气要尽量委婉。例如，"您在家可不可以让孩子试着……""我们是不是可以这样……"等。避免让家长觉得问题的原因都在他们身上，要让家长感受到老师是关心孩子的，是愿意和家长一起帮助孩子解决问题的。

4）倾听询问不可少

与家长沟通时，老师切勿自己滔滔不绝，剥夺家长说话的机会，要耐心地倾听，适当地询问。尤其在疫情期间，对学生在家学习情况不了解的前提下，老师在发现问题时更应该多倾听家长的描述，多用开放式的提问了解学生的具体情况。再不易沟通的家长，在耐心倾听和细心询问的老师面前也会变得通情达理。

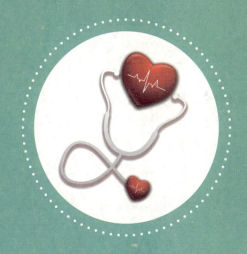

第三章
疫情反应过度人群识别与应对

内容要点

1. 过度恐慌的识别与应对
2. 过度焦虑的识别与应对
3. 愤怒者的识别与应对
4. 疫情的"后遗症"
5. 放松技术的使用

第三章 疫情反应过度人群识别与应对

随着全球感染人群的增加和确诊病例数字的持续上升,我们还看到了一种"情绪的瘟疫"。许多人说,自己快要被淹没在各类负面信息中,情绪过度卷入,但又好像无能为力:"焦虑地持续刷微博、微信,从不恐慌刷到恐慌""看久了会呼吸不畅、胸闷、胃疼、想流泪""最近三四天几乎没合眼,一直在想,自己好像不能做什么"……2020年1月27日,中国社会科学院社会学研究所超过万人的调查结果显示,79.3%的民众对疫情表示高度关注和强烈的担忧,40.1%的民众表现出强烈的恐惧,39.6%的民众表现出强烈的愤怒。

当出现疫情时,人有情绪反应是很正常的,但如果我们情绪反应过度,如对疫情过度的恐慌、焦虑,过于担心或愤怒,甚至感到沮丧和忧郁等,将直接影响疫情防控和我们的身心健康。因此,正确地识别和应对疫情反应过度,会帮助我们以更好的身心状态投身到疫情防控之中。

第一节 过度恐慌的识别与应对

在行为心理学中,恐慌(Panic)是一种外界环境因素刺激所产生的消极情绪。当疫情突然发生后,民众正常的生活受到干扰、内心的紧张不断积蓄,当紧张的心理达到一定程度时就形成了恐慌。例如,有的人害怕自己被"新型冠状病毒"包围,高度

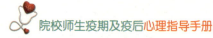

紧张,不敢出门;还有的人怀疑自己得了"新冠肺炎",反复求助热线或到医院就诊,要求确诊或隔离……这些表现,可能提示个体存在过度恐慌,需要及时进行调适。

一、过度恐慌的表现

根据汉斯·塞里的理论,我们可以从认知、情绪、行为、生理方面认识恐慌的表现。

(1)认知方面:注意力不集中、缺乏自信、无法做决定、健忘、效能降低、思维混乱、不能把思想从危机事件上转移等。

(2)情绪方面:害怕、焦虑、恐惧、怀疑、不信任、沮丧、忧郁、悲伤、易怒、绝望等。

(3)行为方面:反复洗手、反复消毒、社交退缩、逃避与疏离、不敢出门、害怕见人、暴饮暴食、容易自责或怪罪他人、不易信任他人、从众、抢劫、攻击、回避等。

(4)生理方面:肠胃不适、腹泻、食欲下降、头疼、疲乏、失眠、做噩梦、容易惊吓、感觉呼吸困难或窒息、哽塞感、肌肉紧张等。

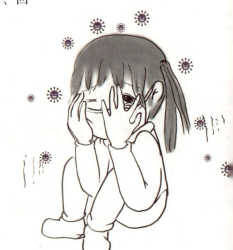

第三章 疫情反应过度人群识别与应对

二、过度恐慌的应对方式

1. 获取科学有效的信息，缓解恐慌情绪

自疫情暴发以来，在个体关注疫情的时间和途径不断增加的情况下，应该关注权威平台发布的信息，并且学会理性甄别信息的真伪，绝对不随意传播无法确定真实性的信息，"半真半假"的信息是恐慌心理的催化剂。通过获取科学有效的信息，正确认识新型冠状病毒，尊重并重视现实，能够有效缓解恐慌情绪的产生。

2. 及时寻求援助，抱团取暖

在疫情期间，很多人可能都存在类似问题，可在交流的过程中互相帮助；或者主动寻找比自己镇定的亲朋好友或同学交流，表达自己的担心和害怕，寻求情感支持。

3. 顺其自然、为所当为

顺其自然，即承认自己对新型冠状病毒感到紧张和害怕，接纳自己的情绪；为所当为，即专注做眼下的事情，吃饭的时候就好好享受美食，而不去想明天要完成网课的事情。与其担心还没发生的事情，不如先享受当下的生活。

4. 寻求专业人士的帮助

如果恐慌心理过于强烈，以至于影响到正常生活，身心受到严重影响时，可寻求专业的心理援助。如，借助健康中国政务新媒体平台联合国务院客户端推出的"全国心理援助热线查询服务"，可快速获得全国各地权威精神卫生或心理机构的援助资源，这是一个有效安全的求助方式。

第二节　过度焦虑的识别与应对

《应用心理学百科全书》一书对焦虑（Anxiety）的定义是：个体感觉受到威胁及在危险刺激或情境下而产生的情绪反应，包括不愉快想法、感觉及身体上的变化。过度关注疫情，容易出现各种悲观的猜测和产生焦虑情绪。例如，某女生在疫情期间，了解到蝙蝠有可能携带新型冠状病毒。一天，一只蝙蝠从阳台飞入家中，该女生看见后惊声尖叫，连忙躲避，生怕近距离接触上病毒。之后，她连续多日食欲不振，晚上睡觉总梦见可能给自己带来灾难的蝙蝠，然后被噩梦吓醒，冷汗频频。她担心梦具有预警作用，认为自己很快就要染上可怕的新型冠状病毒，因而终日惶惶，坐立不安，心烦意乱。当个体存在过度焦虑的一些表现时，需要及时正确识别和调适。

一、过度焦虑的表现

依据焦虑的定义和引发的行为反应，过度焦虑主要表现为：

（1）持续性精神紧张（紧张、担忧、不安全感）；

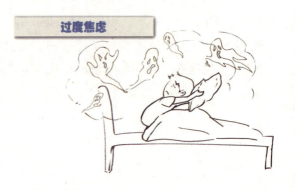

第三章 疫情反应过度人群识别与应对

（2）发作性惊恐状态（运动性不安、小动作增多、坐卧不宁、激动哭泣）；

（3）伴有自主神经功能失调表现（口干、胸闷、心悸、出冷汗、双手震颤、厌食、便秘等）；

（4）日常生活和社会功能受到慢性损害。

二、过度焦虑的应对方式

1. 接纳焦虑情绪的出现

当疫情发生后，每个人都能够感受到新型冠状病毒对个人的威胁，并因此产生焦虑情绪。告诉自己焦虑、紧张都是正常的，允许焦虑和紧张流淌在自己的身体里，慢慢地，焦虑和紧张就不那么强了。

2. 增加人际互动，寻求社会支持

因为疫情减少了外出，可以通过电话、微信、视频等方式增加亲友之间的沟通、交流，一起聊天，听听对方的故事和心里话，特别是与自己谈得来的朋友多联系，能有效帮助我们缓解焦虑情绪，丰富社会支持资源。

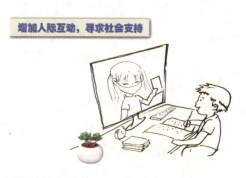

3. 积极地自我对话，对自我进行良性暗示

例如，鼓励自己说："一切都会过去的，我很快就会好起来的！""今天一定得跑步，因为有氧运动很健康，身体棒棒的，心情自然美美地！"

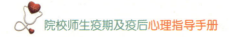

4. 自我放松训练

人的恐慌、焦虑、愤怒等负面情绪，大多源于体内存在的紧张和压力，学会放松是调节负面情绪的一个重要步骤。可以采取肌肉放松、冥想、呼吸放松、想象放松等方式，降低我们的焦虑水平和消除疲劳。

第三节　愤怒者的识别与应对

随着新型冠状病毒肺炎的出现，网络中也出现了"病毒式传播"的愤怒（Annoyance），即在突如其来的疫情面前，人们常常会用愤怒表达内心嘶吼。根据心理学"挫折—攻击模型"解析，在面对疫情情境时产生的愤怒情绪，是人们自我防卫的自然反应。我们可理解为疫情中积累过量的负面感受（痛苦、恐惧、羞耻等），使人们产生愤怒，并以此表达悲痛和求助的信号。因此，正确识别愤怒，将更好帮助我们处理负面情绪和自我防控。

一、愤怒者的表现

1. 表现形式

眼神凶狠、讲话声音极大、暴跳如雷，对周围的人进行语言攻击，出现踢东西、摔东西的行为，容易与他人发生肢体冲突。

2. 情绪极易波动

一旦受到外界环境的刺激（如交通堵塞、就医难、不能外出等），极易发脾气，稍有不顺周围的人就成了他们的出气筒，难以控制和管理自己的情绪。

3. 愤怒情绪会令身体进入一种"战斗"状态

愤怒情绪会使人心跳加快、血压上升、呼吸短促而浅、肌肉紧张、大脑处于高度警觉状态，同时，心脏输入四肢的血液开始增多，消化和免疫系统几乎完全关闭。在《夺命怒火》一书中，威廉姆斯教授指出："愤怒造成的典型紧张反应，使我们处于战斗或逃避的精神状态中。"这是对身体有伤害的一种状态。

二、愤怒者的应对方式

1. 脱离愤怒的氛围

当自己处于引发愤怒的人、事或环境中，情绪是很难冷静下来的。这时候需要跳出愤怒的氛围，让自己趋于冷静。找个理由暂时离开一会儿，脱离那种氛围后，往往更能清醒地思考出愤怒的因由及应对方法。

2. 学会制怒

当我们处在愤怒情绪下，人会被情绪牵着走，这时需要喊停。可以伸出右手，用力往下"砍"，同时嘴里喊停，把愤怒、负面的想法停在这里。当愤怒来临时告诫自己：停！不要做任何事，不要说任何话，别冲动……取而代之的是，你可以采取在心里默默数数的方式，从一数到十，再到百，目的就是让自己克服冲动，冷静下来，控制住自己愤怒的情绪。

3. 表达不满

当我们的情绪得到控制后,学会探寻愤怒背后隐藏的那些意义和需要,同时需要用语言把愤怒的意义和真实的内心感受表达出来。例如,妈妈外出不肯戴口罩时,你很生气愤怒。首先体会自己为妈妈不肯戴口罩而生气的内在原因,可能是你担心妈妈不戴口罩而被感染,为妈妈的生命安全而焦虑;然后真诚地面对真实的内心感受;接着,你可以对妈妈说:"当您不肯佩戴口罩时,我觉得特别担心焦虑,我怕您不戴口罩外出被感染新冠病毒。我希望您外出戴好口罩,保护好自己!"

表达的要点是:真诚且不降低自己的原则。表达常用的句式有:

(1)和对方说说哪些行为让你觉得不满,如"当你……(做出怎么样的行为时)";

(2)说出自己的感受,如"我觉得……(我的真实感受/情绪)";

(3)试着和对方分享你的期望,如"我希望能……,因为……";

(4)表达你现在的需要并说明原因,如"我请你(怎么做)……是因为……"等。

4. 转移注意法

注意力转移就是把注意力从引起愤怒情绪反应的刺激情境中转移到其他事物上或从事其他活动的自我调节法。因此,当怒火上涌时,

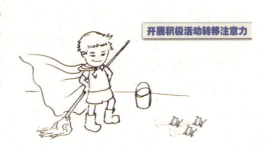

第三章 疫情反应过度人群识别与应对

有意识地转移注意力,如拍抖音视频、翻看手机相片、做美食、做家务及唱歌等,做一件自己感兴趣的事情会使愤怒情绪得到有效的缓解。

5. 合理宣泄法

愤怒作为一种不良情绪,每个人都不可避免地会产生。因为愤怒的代价而压抑自己愤怒的情绪,则会有更多向内的愤怒。同时,只有我们把不良情绪释放出来,才能使紧张情绪得到缓解。所以,要为愤怒情绪选择合适出口,既不要把怒气压在心里,也不要把怒气发泄在自己和别人身上,让愤怒情绪得到适时、适度的宣泄。可以根据自身的体验,采取最适合的方式,如爬山、书写、倾诉、体育运动、音乐欣赏、放声高歌等。此外,还要选择合适的场合与对象,避免宣泄怒气时对自己和他人造成伤害或影响。

第四节 疫情的"后遗症"

一、替代性创伤

大部分人其实都没有到过疫情高发区及周边地区,也没有亲朋好友被感染,但是网络媒体大量的、或真或假的信息冲击着人们"脆弱"的心灵,关于疫情的文字、图片和视频信息让个体不自觉地被卷入,导致情绪受到巨大的影响。当个体看到疫情

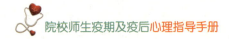

中"寒风中等待就医的民众、超负荷运转疲惫不堪的一线医护人员……"的现状后而忍不住地流泪，感觉到非常的焦虑、悲痛和无力，甚至产生恶心、失眠、厌食等生理反应，这些症状表明个体可能出现了"替代性创伤"。

替代性创伤（Vicarious Traumatization，简称 VT）是最初由 McCann 和 Pearlman（1990）提出的一种心理现象。最初指在专业心理治疗过程中，治疗师因为与患者的接触与互动而使得自身心理也受到创伤的一种现象。现在也指虽然没有亲身经历心理创伤事件本身，但因为听闻了足够多关于经历创伤人的故事和报道，产生的间接创伤。由于人体启动危机应对机制需要时间，因此替代性创伤多出现在疫情中后期，疫后为高峰期。

（一）替代性创伤的表现

主要症状表现为：厌食、做噩梦、易疲劳、易激惹或易发怒、体能下降、睡眠障碍（难以入睡、易惊醒）、容易受惊吓、注意力不集中、对自己所经历的一切感到麻木、恐惧、绝望，并伴有创伤反应与人际冲突。

1. 情绪/心理方面

出现恐惧、焦虑、伤心、愧疚、绝望、愤怒等负性情绪；疫情相关的音频、画面、记忆不断闯入思绪；对情绪刺激过度敏感；对情感麻木、迟钝。

2. 行为方面

持续不断地关注疫情，不愿或者无法停止；和家人朋友的聊天内容和疫情相关；即使放下手机休息或者工作时也无法停止脑海里想疫情的念头；决策能力降低（包括记忆力）、专注力下降；食欲不振或暴饮暴食；无法入睡、容易多梦、易醒等睡眠障碍。

3. 躯体方面

出现头疼、肠胃不适、精神困顿、提不起劲、身体酸痛、对身体的变化敏感性增加，总感觉自己不舒服可能生病了，对视觉、听觉信息反应敏感。

（二）替代性创伤的应对方式

1. 及时调整生活方式

如果每天不停地刷手机、时刻关注疫情信息，只会让个体的大脑处在"信息超负荷"状态，增加焦虑感和无助感，让个体身心疲惫。因此，不妨放下手机，暂时抛开密集的资讯，做一些自己感兴趣或者一直想做却没有时间做的事情。例如，阅读一本好书，看一部好看的电视剧，和家人聊聊天，或者学习一门新技能等。

2. 改变非理性信念

如果发现负性情绪超负荷了，自己无法调节，可以梳理头脑中的非理性信念，并试着改变，接受理性信念。例如，"这次疫情很严重，医生都无法幸免，普通人更无法幸免了。"可以改为"这次疫情很严重，一些医生防护不当有可能无法幸免，但如果正确防护，普通人也不会被感染。"；"没有可以治疗这种肺炎的药物，感染了就不可治愈。"可以改为"虽然有死亡病例，但很多患者已被治愈，这种肺炎是可以治疗的。"

3. 叙事写作

当陷入负面想法时，思维是混乱的。而写作可以帮助人们纾缓情绪，找到问题的症结。可以每天抽出20分钟的时间来探究内心的真实想法和感受。例如，在过往人生中对你影响最大、最糟糕的、最难以释怀的事情是什么？疫情的发生带给你的影响是什

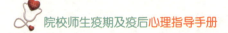

么？在经历的过程中你的感受是什么？在这些感受中，你有什么样的情绪？

二、创伤后应激障碍

不同的人在这次疫情中承受的压力与危险大不相同，内心的焦虑与恐慌程度也不一样。特别在疫情一线的相关工作人员、病人及其亲属，有些人的心理和情绪耐受力已经远远超出个人的极限，导致出现各种心理异常，这是个体在疫情中心理受到影响产生的创伤后应激反应。疫情期间，创伤正在以不同的方式、角度、程度侵入我们的内心，虽然主观上很想忘记，但大脑中却经常再现当时的恐慌、焦虑，随着时间的推移，我们可能会因为一些微小的危险信号，产生强烈的负面反应，扰乱我们的正常生活。何为"创伤"？通俗易懂地讲就是："一朝被蛇咬，十年怕井绳。"

（一）创伤后应激障碍的表现

创伤后应激障碍（Post Traumatic Stress Disorder，简称PTSD）是指由于异乎寻常的威胁性或灾难性心理创伤，导致长期持续的精神障碍。主要有三大表现：

（1）重复体验，也叫"闪回"，这是PTSD有别于其他心理问题的症状。"闪回式记忆"是指相关痛苦场景常常出现在噩梦和日常情境中，无法自控而挥之不去，让个体再次经历当时的恐慌和焦虑。比如，在这次疫情过后，很多人脑海中反复出现医院人满为患的场景，很多穿着防护服的医生抬着病人匆忙进出；还有些人烦躁不安、情绪低落，时间过去很久仍然无法缓解。

（2）回避与麻木。有些人会尽可能地有意避开与创伤事件相关的地点、人物、处境、感受、想法等。情感麻木，包括不愿出

第三章 疫情反应过度人群识别与应对

现在公众场合,漠视社会活动及(对创伤事件部分)选择性失忆等。

(3)高度警觉。只要周围有任何风吹草动,个体就容易受到惊吓,联想到疫情时期的相关事件,随时准备逃跑;时常感到不安全、难以入睡、入睡后容易惊醒、注意力分散而做事效率低下、特别担心自己会再次得病,等等。

如果个体在经历疫情后(一般不超过6个月)出现上述症状,时间持续一个月以上,个体非常痛苦且社会功能严重受损,则应该高度警惕,可能患有创伤后应激障碍了。

特别提示:创伤后应激障碍是一种比较严重的精神疾病,不可自诊,如怀疑自己患病,需要去医院就诊。

(二)创伤后应激障碍的应对方式

创伤后应激障碍的治疗应该由精神科专业医师与临床心理治疗师通过药物治疗和心理治疗共同进行,治疗的关键是处理创伤的记忆及那些相关体验的想法和信念。在接受专业治疗的同时,个体还可以尝试以下方法,以帮助自己缓解和治疗创伤。

(1)纾缓深层的痛苦情绪。个体可以选择自己能够接受的方式来舒缓痛苦情绪。如果个体愿意倾诉,可以主动开放地和家人、朋友交流自己的感受和情绪;如果暂时没有找到合适的倾听者,个体可以给已故亲人写信,写下自己还没来得及说出口的话;也可以写信给自己,叙述自己的经历。

(2)一段稳定良好的人际关系有助于治愈创伤。心理学工作者在大量的研究中发现,关系是让人们从创伤中恢复,并且能够带着创伤留下的痕迹继续生活的重要因素。家人和朋友的理解和支持,能够让个体带着那挥之不去的创伤记忆继续正常的生活。

（3）重新回归生活。为了能够尽快地回归常规的生活，个体可以从重新建立"日常规律"开始。比如，每天几点起床、三餐规律、几点打扫卫生、几点练琴、几点睡觉……规律的生活节奏能够给经历创伤的人一种安全感，让当事人回归当下的生活。

（4）增强个人力量。在遭遇疫情后，通过与这些负面经历进行抗争，个人可能获得"创伤后成长"，发展出更好的心理功能、更高的适应水平及更强的生命意识。在成长的过程中，人们不断发展出更加强大的力量来应对生活中的挑战和危机，就能够更好地保护自己。

第五节 放松技术的使用

个体在疫情期间或处于应激压力状态的时候，常会表现出心悸、呼吸加速、肌肉紧张等植物性神经兴奋，以及焦虑、恐慌、抑郁等负面情绪，还有血压升高、做噩梦、睡眠障碍等身心困扰，帮助个体调节身心的最好方法就是放松训练的使用。下面介绍几种容易掌握的放松技术。

一、腹式呼吸

（1）先找到一个舒服的姿势，坐着或躺着都行。

（2）通过鼻腔慢慢地将空气吸入肺的最下面，同时慢慢从1

第三章 疫情反应过度人群识别与应对

默数到5。在这个过程中,尽可能地把空气吸到身体的最深处。把手放在腹部,当你吸气的时候,会感到肚子慢慢地鼓起来。

(3)屏住呼吸,慢慢地从1默数到5。

(4)通过鼻子或嘴,缓缓地将气呼出,同时慢慢从1默数到5。如果这个过程需要更多时间,就多数几个数。

(5)确定气体完全呼出后,再正常呼吸两次。

(6)重复上述步骤,每次练习3~5分钟。

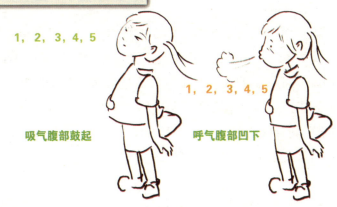

注意事项:

如果在这个过程中我们更多感受到的是胸部的变化,我们可以试着闭上眼睛,将我们的精力集中到肚子上,想象并感受肚子的存在,感受肚子的起伏。

我们不必急于一次就能体验到腹式呼吸状态。如果第一次不行,没关系,多试几次就好。

二、着陆技术

（1）精神着陆：环顾一下四周，快速地说出你所看到的各种物体的颜色、形状、名称等。

（2）身体着陆：感觉一下双脚与地面的接触，身体与椅子的接触；动动手指头和脚指头，用心感受它们的存在与带给自己的感受；抓握一个物体，感受它给自己带来的触感、温度。

（3）自我抚慰的着陆：想一想一个你爱的或爱你的人的面容，想一件你期待去做的事情，想一想能让你安心的事物。

注意事项：

我们做这些活动时不一定要完成多少数量或做得有多么精确，这并不是一场考试。如果大家觉得将注意力集中到自己的身上很难，可以试着找一个干扰较少的环境，闭上眼睛，将自己的大脑想象成一个扫描仪，能够去"扫描"全身不同的部位。当"扫描"到身体的某一个部位时，停在那里，去感受它们的存在及它们与其他地方接触而给自己带来的感受。

三、肌肉放松法

（1）手臂放松：伸出右手，握紧拳，使整个右前臂变得紧张、僵硬。伸出左手，握紧拳，使整个左前臂变得紧张、僵硬。双臂伸直，两手同时握紧拳，紧张手和臂部。

（2）头部放松：皱起前额肌肉、眉头、鼻子和脸颊（可咬紧牙关，使嘴角尽量向两边咧，鼓起两腮，似在极度痛苦状态下使劲一样）。

（3）躯干部位放松：耸起双肩，紧张肩部肌肉；挺起胸部，

第三章 疫情反应过度人群识别与应对

紧张胸部肌肉；拱起背部，紧张背部肌肉；屏住呼吸，紧张腹部肌肉。

（4）伸出右腿，右脚向前用力像在蹬一堵墙，使整个右腿变得紧张、僵硬；伸出左腿，左脚向前用力像在蹬一堵墙，使整个左腿变得紧张、僵硬。

（5）待上述肌肉持续紧张、僵硬几秒钟后，同时放松全身所有肌肉，体验全身放松的感受。

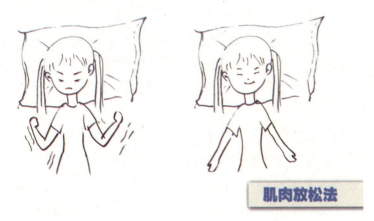

肌肉放松法

注意事项：

阅读上述步骤，熟悉需要紧张的肌肉群。上述步骤并非一定要按照顺序进行。当自己某个部位的肌肉在保持紧张几秒钟后，即可进行放松练习。

我们既可以一部分一部分地进行肌肉紧张和放松练习，也可以在整体熟悉后，同时对全身的肌肉进行紧张和放松练习。

四、蝴蝶拍

（1）找个安静的地方，闭上眼睛，让自己尽量保持平稳的呼吸，做好使自己身体放松的姿势，并告诉自己"现在我是安全的"。

（2）双臂交叉在胸前，左手放在右上臂，右手放在左上臂，轻轻抱着自己，感受那种被抱着的感觉。

蝴蝶拍操作视频

（3）双手交替轻拍自己的肩膀或上臂，用自己感觉舒服的力度去拍，以时钟的秒"滴答滴答"为轻拍的速度和节奏，左右各拍一次为一轮，以4～12轮为一组，每天可重复2～3组。

（4）在拍打过程中允许自己的头脑中自然浮现的各种感受、想法、情境及身体的各种感觉，让其自然而然地发生。拍完一组后停下来，做一次深呼吸，感受当下的体验和安全感。

注意事项：

少数人在操作过程中可能会出现负面或不舒服的体验，告诉自己"现在我只关注正面且积极的东西，其他不舒服的先放在一边，现在我是安全的"。如果这样做可以赶走负面想法或体验，可以继续做蝴蝶拍。如果还是不能赶走，请停止做蝴蝶拍。起身关注周围环境中的其他事物，如可以关注房间里有几种颜色，体验脚踏地板的感觉等，让自己回到此时此地，做深慢的呼吸，同时体验当下的安全。

五、正念冥想

正念冥想，强调有目的、有意识地关注、觉察当下的一切，将注意力集中于当下，而又对当下的一切不做任何判断、分析和反应，只是单纯地觉察它、注意它。正念冥想可以有效缓解人的焦虑情绪，使紧绷的身体得到放松，使个人身心更加轻松。

第三章 疫情反应过度人群识别与应对

正念冥想的步骤：

（1）选择自己觉得最舒适的坐姿，伸直脖子，让上半身成一条直线；

（2）如果觉得闭上眼舒服，就闭上眼；

（3）让意念集中到呼吸，深呼吸到腹部，再呼出，重复呼吸数次；

（4）如果精神分散了，不要紧，集中注意力，再呼吸；

（5）呼吸时将注意力转移到自己的身体，如自己的脚、小腿、手腕、腹部、背部、胸、脖子、头部等；

（6）找出身体觉得稍微紧张、不适之处，观察它，接受它；

（7）呼吸在此部位出入，反复感受它的存在；

（8）将注意力移开，轻轻地回到呼吸上，用呼吸清洗整个身体，从头到脚；

（9）每次呼吸更加平静、更加深入，体验、感受这种轻松感；

（10）自然、轻松、深深地轻吸气、吐出，不断重复，最后慢慢睁开双眼。

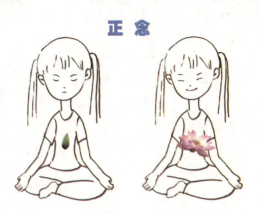

一旦你觉得掌握了正念冥想的呼吸诀窍后，放开呼吸，把它当作你注意力的锚，让注意力停在你意识当下的内容上——一个念头、情感或身体的知觉。请注意当下发生了什么事情，但是不要去想它，也不要去判断它。

每种放松技术都简单易行，对缓解紧张、焦虑、恐慌、愤怒等情绪都有立竿见影的效果，但需要不断练习才能掌握要领。最后，引用《正念，此刻是一枝花》中的一句话："正念的目的在于专注平淡无奇的时刻，在于活在当下，活在此刻，在于将此刻的正念渗透到平常生活中去。"

以下是几项放松训练的语音指导。

常用心理调适方法
（扫二维码按照指导语训练）

肌肉渐进式放松训练

身体姿势放松训练

睡眠指导

想了解你目前的情绪状态吗？想了解现在的压力水平吗？使用专业的心理量表，扫描二维码，通过自我评估和测量，来了解一下自己目前的心理状态吧！

扫码测试

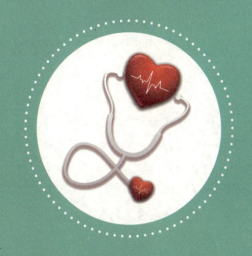

第四章
学校疫期及疫后心理
工作操作指南

内容要点

1. 疫期心理援助热线基本设置
2. 疫期及疫后心理疏导工作指南
3. 疫后心理防护的宣教工作指南
4. 疫后心理问题咨询与辅导工作指南
5. 疫后家庭心理建设工作指南

第四章　学校疫期及疫后心理工作操作指南

第一节　疫期心理援助热线基本设置

一、工作目标与原则

为疫情防控期间不同人群（主要对象是师生）提供心理支持、心理疏导、危机干预等服务，帮助求助者预防和减轻疫情所致的心理困顿，寻找和利用社会支持资源，维护心理健康，防范心理压力引发的极端事件，促进社会稳定。在服务过程中，坚持公益、专业原则，并遵守伦理要求。

二、设置与管理

1. 基本设置

（1）成立领导小组，有明确的负责人。

（2）热线内部成立不同职能的工作小组。

（3）确定合适的热线方式（如电话、QQ、微信、公众号等），有与服务内容相一致的热线名称。

（4）有具体的热线服务时间，每次服务时长一般为

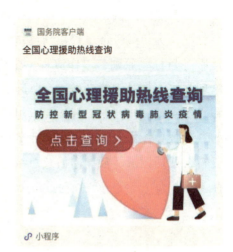

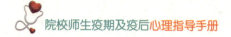

20～30分钟。

（5）有热线服务管理的措施和相应文件。

（6）有相关领域资源信息。

（7）开通时有清晰、明确、规范、专业的广告宣传。

（8）根据学校目标人群范围、数量等，制定工作时间表。

2. 团队分工

设立负责行政管理、咨询工作、督导等不同职能的小组，相互配合做好服务。行政管理小组由热线主办机构的行政管理人员组成，主要负责热线运行管理和运行保障等；咨询工作小组由热线咨询员组成，主要负责接听求助者电话、接受求助者线上求助，提供心理支持、心理疏导等服务；督导小组由高年资、有热线工作相关经验的精神医学、临床与咨询心理学等相关专业人员组成，负责热线咨询员业务督导工作。

3. 过程管理

有具体的服务时间、明确的服务时长；有专人负责组织、安排、协调热线咨询员排班上岗，评估热线咨询员的专业水平和身心状况；为热线咨询员提供简易抗疫心理援助热线服务手册（包括服务目标、原则、工作流程、主要问题应答、须注意的问题、伦理守则、精神卫生法等）；为热线咨询员提供必要的岗位培训和心理支持，按照热线督导要求组织专家对热线咨询员提供规范的专业督导；规范信息采集和业务资料（如咨询登记、音像图文资料、处理记录、督导评估及总结等）保存，专人保管，至少保存3年。

第四章　学校疫期及疫后心理工作操作指南

三、咨询员的职责与筛选

1. 工作职责

（1）按热线管理要求收集求助者信息和有关内容。

（2）向求助者提供准确的疫情防控相关信息。

（3）提供规范的心理援助和危机干预服务。

（4）必要时，为求助者推荐其他适当的资源或服务。

（5）定期接受岗位培训和督导。

（6）遵守心理健康服务伦理要求。

2. 筛选要求

（1）自愿参加热线服务，具有良好的专业素养、敬业精神及职业操守。

（2）语言表达清楚，有沟通、交流的意愿和能力。

（3）具备相关专业背景，包括精神科医护人员、心理治疗师、心理咨询师、心理健康相关社会工作者等。

（4）具备专业能力。掌握热线服务基本理论和技能、热线接听技能、服务伦理要求等，具备处理心理应激问题的能力。

（5）掌握特定技能。了解危机干预的基本理论，能够识别常见危机状态和精神障碍，及时对高危人员进行危机干预或转介。

（6）具有心理热线工作或突发公共事件心理危机干预经验，接受过新型冠状病毒感染的肺炎疫情应对心理援助培训、危机情绪处理的专业培训。

四、心理援助热线的基本工作流程

心理援助热线的基本工作流程图如下：

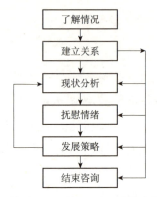

依据上述基本工作流程，梳理心理援助热线工作重点，具体如下：

（1）亲切开场，报出热线名称，并表达很高兴为对方服务。

（2）了解情况是首要工作，了解对方为什么要求助，评估是否适合为来访者提供热线咨询。仅围绕本次疫情及其紧密相关问题进行，不过分延伸扩展。了解情况主要包括：主要困扰，如涉及身体症状问题，具体澄清；来访者当下所处环境；目前可利用的社会资源等。

（3）重视和澄清来访者的身心问题和现实问题，和来访者具体分析实际情况，判断首先要解决的问题。聚焦问题后，采取不同措施，从满足基本需求开始。

（4）根据来访者的情绪和环境状况，采取适宜的方法、技术进行干预。

（5）根据来访者的实际需要进行必要的转介。有诊断的、有症状的建议求医，有医疗与其他政策需求的提供相应信息或直接转介。

（6）从来访者状况分析中，积极寻找来访者内外部资源，多给予鼓励、支持，提升其自信心。

（7）妥善结束，强化积极方面，鼓励付出正向行动。告知来访者如有需求可继续来访。

五、疫期心理援助热线的伦理要点

1. 专业胜任力及专业责任

必须在专业胜任力的范围内做力所能及的工作，在已经接受专业训练并具有实践经验的前提下，面对擅长服务的人群提供专业服务。疫期心理援助热线咨询员的专业胜任力至少包括掌握心理咨询基本技能，了解电话咨询、网络咨询的独特性，并接受过与此次疫情相关的紧急培训，具备与疫情有关的基本医学知识，有处理危机情绪的基本技能等。

2. 知情同意

热线开通前的广告宣传必须向公众提供详细说明，具体包括热线的资质（隶属机构或组织）、服务的性质（人群和内容）、咨询员的资质（持证信息）及热线的设置（单次、每次20～30分钟、免费等）。条件允许时，咨询员与求助者讨论知情同意。紧急情况下，以求助者拨打热线、申请在线求助视为知情同意（即默认求助者在选择这种服务途径前已阅读相关信息）。

如对热线服务过程进行录音、录屏、截图等，应当事先取得求助者的知情同意。充分尊重求助者的隐私权，对求助者的问题进行必要记录，仅用于以后接受督导、对自己的工作进行总结。除保密例外的情况，未经求助者知情同意，严禁将求助者的个人信息、求询问题及相关信息透露给第三方，更不可利用上述信息谋取私人利益。

3. 保密及保密突破

妥善保存咨询记录，及时向隶属机构归档，绝对避免丢失。除了专业督导和研讨，不向任何机构或个人

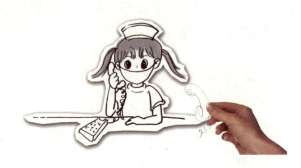

透露求助者情况。研究、发表等需引用资料时必须经热线领导小组批准，同时要对求助者及求助内容做保密处理。保密突破的前提：涉及求助者自伤、自杀等情况，与疫情密切相关的情况（如发现求助者明显是确诊患者却未接受医学治疗），必须与求助者讨论就医事项及可能对他人及公众造成的威胁，必要时报告有关部门。

4. 专业关系

充分尊重求助者，保持客观、中立的立场，接纳求助者的情绪，不批评指责求助者及其状态、行为，不把自己的观点或社会的规范强加于求助者。不使用私人联系方式开展疫期心理援助，不向求助者透露私人联系方式，不建立工作之外的关系，避免双重关系影响专业判断，不鼓励将求助者转为长期来访者。

5. 自我觉察和自我照顾

检视自己的服务动机，保持稳定的情绪，平衡好工作和生活的关系，保证身心处于良好状态。

第四章　学校疫期及疫后心理工作操作指南

六、转介

面对非心理咨询求助类的电话询问，如果超出接线人员的解答范围，根据询问问题进行转介。

学校咨询转介原则：

（1）当咨询员由于工作安排改变等原因不能再继续完成个案时，应提前将个案转介给其他咨询员。

（2）在咨询过程中，若发生了不利于咨询进行的因素，或咨询员感到自己无法完成咨询时，应及时将个案转介给其他咨询员。

（3）个案转介时应向来访者说明转介原因，在来访者自愿的情况下进行转介。

（4）个案转介时应详细填写《心理咨询个案转介登记表》，并与该个案的咨询记录一起转介给其他咨询员。

（5）接受转介的咨询员应仔细了解个案情况并及时与来访者预约访谈。

（6）当咨询员认为个案不属于咨询范围时应该及时将其转介给有关部门（医院或其他专业的心理咨询与治疗机构）。

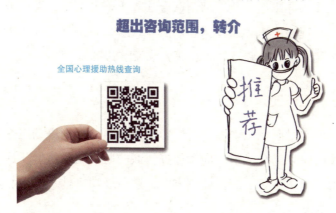

第二节 疫期及疫后心理疏导工作指南

一、目标与指导原则

为规范开展新型冠状病毒肺炎疫情相关心理疏导工作，积极预防、维护师生心理健康，促进校园和谐稳定，在组织开展疫期及疫后心理疏导工作中，应坚持以《中华人民共和国传染病防治法》《中华人民共和国精神卫生法》《新型冠状病毒感染的肺炎疫情紧急心理危机干预指导原则》《新冠肺炎疫情心理疏导工作方案》等法律法规和政策文件为指导，结合实际，规范开展工作。

二、工作机制

应将疫期及疫后心理疏导工作纳入疫情防控整体部署，成立校级工作领导小组，相关部门联合成立工作办公室，院系成立工作小组，理顺组织体系，构建层层有人管、事事有人抓、上下联动、相互配合、协调有力的心理疏导工作机制。

三、工作任务

（1）实时研判。掌握受疫情影响师生的心理健康动态变化情况，及时识别高危人群，向学校疫情联防联控工作机制（领导小组、指挥部）报告，制定解决方案，避免极端事件、群体心理危机事件的发生。

第四章　学校疫期及疫后心理工作操作指南

（2）分级分类干预，有序服务。及时排查受疫情影响的不同师生群体心理行为问题、特点、服务需求及目标群体的范围、人数；根据排查结果，进行分级分类，提供有序关心关爱和心理疏导、社会支持服务。

（3）培训和支持校内外组织开展心理健康服务。

（4）根据目标师生群体范围、数量及心理疏导人数，合理安排，制定工作时间表。

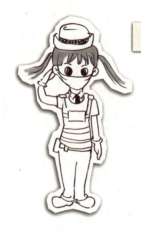

疫期及疫后心理疏导任务

1. 实时研判。

2. 分级分类干预，有序服务。

3. 培训和支持校内外组织开展心理健康服务。

4. 制定工作时间表。

四、团队建设

（1）组建由宣传、学工、教务、后勤管理、心理辅导及院系等部门人员组成的疫情宣传与心理疏导工作小组，加大宣传力度，充分发挥线上线下媒体的作用，做好科普宣传，广泛开展心理健康教育与疏导工作。

（2）依托现有线上线下的心理辅导机构和心理援助资源，落实各项工作措施，为开展心理疏导的教师和相关工作人员提供专

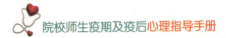

业培训,做好重点师生群体心理健康教育和心理疏导工作。

五、工作实施

1. 分级处理

根据《新型冠状病毒感染的肺炎疫情紧急心理危机干预指导原则》,将受新冠肺炎疫情影响的师生分为四级,危机干预重点应当从一级师生开始,逐步扩展。一般性宣传教育要覆盖到四级师生。评估目标师生的心理健康状况,及时识别和区分高危师生、普通师生。对高危师生开展心理危机干预和转介,对普通师生开展心理健康教育。

心理危机干预分级表

级别	类别	干预要点	提供干预者
一级师生	住院的重症患者	评估伤害相关(自杀、伤人)的风险;支持倾听,安抚情绪;提供疾病的相关知识和治疗信息咨询,鼓励配合治疗;关注情绪状态,必要时提供精神科会诊	专科医生、心理健康教育工作者
	疫情防控一线医护人员、疾控人员和管理人员等	教授减压技术,帮助疏解不良情绪;提醒劳逸结合,保证饮食、睡眠和休息;鼓励寻求心理支持,增加各种交流;建议发现情绪状态异常时寻求专业帮助	专科医生、心理健康教育工作者、心理热线、线上咨询平台
二级师生	居家隔离的轻症患者(含密切接触者、疑似患者),到医院就诊的发热患者	提供有关疾病和相关服务的信息,教授科学防范技能;鼓励保持健康生活方式(多锻炼,注意饮食和休息);开展健康宣教,减轻恐惧、抑郁等不良情绪;建议寻求社会支持,借助热线、在线咨询平台等帮助自己纾缓情绪	专科医生、心理健康教育工作者、社区医生、心理及相关医学知识热线、线上咨询平台

第四章 学校疫期及疫后心理工作操作指南

续表

级别	类别	干预要点	提供干预者
三级师生	一、二级人员的家属、朋友、同事等；参加疫情应对的后方救援者，如现场指挥者、管理组织者、志愿者等有关人员	开展健康宣教，提供有关疾病的科学防控知识；引导积极应对，鼓励适应性行为；教授识别不良情绪和自我调适的方法；消除恐惧，不歧视患者和疑似患者	专科医生、心理健康教育工作者、社区医生、心理及相关医学知识热线、线上咨询平台
四级师生	受疫情防控措施影响的人员		

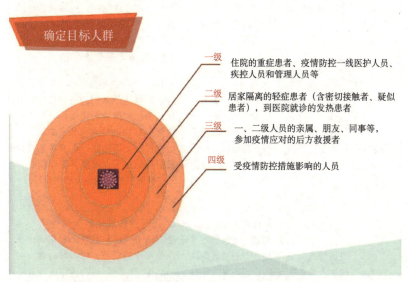

确定目标人群

- 一级：住院的重症患者、疫情防控一线医护人员、疾控人员和管理人员等
- 二级：居家隔离的轻症患者（含密切接触者、疑似患者），到医院就诊的发热患者
- 三级：一、二级人员的亲属、朋友、同事等，参加疫情应对的后方救援者
- 四级：受疫情防控措施影响的人员

新型冠状病毒感染的肺炎疫情紧急心理危机干预目标人群

2. 分类疏导

根据《新冠肺炎疫情心理疏导工作方案》等文件精神，结合新冠肺炎疫情影响可能出现的心理问题，将师生分为六类。评估

各类目标师生的心理健康状况，根据不同类别师生的特点和心理服务需求，提供关心关爱、社会支持、心理疏导等服务，引导师生积极主动面对疫情，重新认识疫情，尽快恢复心理平衡。心理疏导应当从一类师生开始，逐步扩展，一般性宣传教育要覆盖到六类师生。

心理疏导分类表

级别	类别	可能出现的问题	疏导要点
一类师生	住院的重症患者	麻木、否认、愤怒、恐惧、焦虑、失望、失眠、抱怨、攻击、恐慌、绝望等	1. 评估危机风险，必要时提供危机转介或医疗转诊；2. 镇定、安抚，给予正面心理支持；3. 解析治疗的意义、作用及要点，增强治疗信心，降低负面情绪水平；4. 运用放松技术，减轻其躯体反应
二类师生	住院隔离治疗的非重症患者	麻木、否认、愤怒、恐惧、焦虑、失望、失眠、孤独、攻击，因恐惧而不配合或放弃治疗，或对治疗过度乐观和期望值过高等	1. 及时评估患者的自伤、攻击等风险；2. 倾听患者的担心、疑虑和困扰，协助宣泄负面情绪，寻找支持资源；3. 协助建立与亲友的联络，增强社会支持功能；4. 肯定患者积极治疗的行为，增强其治疗信心；5. 必要时提供咨询转介或医疗转诊
三类师生	疫情防控一线医护人员、疾控人员和管理人员	过度疲劳和紧张、焦虑、失眠、委屈，担心被感染风险、担心家人，过度亢奋，拒绝合理休息，过分为患者悲伤忧郁，自我怀疑、内疚等	1. 进行预防性晤谈，讨论内心感受，给予支持和安慰；2. 帮助寻找内外部支持资源，以做好心理应对的准备；3. 提醒自我关照，避免耗竭感；4. 鼓励当事人保持与亲友、外界的联络交流，完善社会支持系统

第四章 学校疫期及疫后心理工作操作指南

续表

级别	类别	可能出现问题	疏导要点
四类师生	医学观察者	因疑似而感到焦躁不安、恐惧，侥幸心理、躲避治疗、怕歧视，盲目自信，拒绝防护和隔离，过度救治等	1. 及时宣教，帮助当事人了解真实的信息和身体状况，防止过度恐慌，做到正确防护和求治；2. 服从大局，按照规定做好相关工作；3. 运用调适和放松技术，调整心态；4. 鼓励寻求应对压力的社会支持
五类师生	一、二、三类密切接触者（家属、同事、朋友）	焦躁不安、恐惧，有侥幸心理、躲避、盲目自信，拒绝居家观察和防护等	1. 帮助当事人了解真实科学的信息，防止过度恐慌、焦虑；2. 就相关防控政策进行宣教，鼓励科学防护；3. 帮助建立阳光心态，接纳隔离处境；4. 鼓励科学防护，积极求治；5. 鼓励寻求应对压力的社会支持
六类师生	易感人群、广大师生	恐慌、不敢出门、过度消毒、失望、易怒、有攻击行为、过于乐观或悲观、放弃等	1. 加强健康宣教，协助当事人了解真实科学的信息，防止过度恐慌、焦虑；2. 指导识别和接纳身心反应；3. 指导通过适应性行为，减轻负面情绪，采取积极应对措施；4. 鼓励密切关注自身心状况，发现问题及时咨询，及时就医；5. 提醒科学防护，对人对己负责

3. 工作方式

（1）由精神卫生、心理健康专家及时结合疫情发展和人群心理状况进行研判，为疫情联防联控工作机制（领导小组、指挥部）提供决策建议和咨询，为实施心理危机干预的工作人员提供专业培训与督导，为师生提供心理健康宣传教育。

（2）充分发挥"健康中国""12320""全国心理援助热线查询"及校内通信、网络媒介的作用，及时为各级各类师生人群提供危机干预和心理疏导服务。

（3）广泛动员社会力量，根据受疫情影响的师生的需求和实际困难提供社会支持。

第三节 疫后心理防护的宣教工作指南

一、工作目标

（1）通过疫情心理健康知识的宣传和教育，加强师生对疫情危机的了解与认知，提高师生承受挫折的能力和情绪调节能力，为应对疫情做好准备。

（2）通过心理辅导和咨询等支持性干预，对由于疫情危机导致不良情绪的师生进行心理疏导，引导师生积极主动面对疫情，重新认识疫情，尽快恢复心理平衡。

二、工作机制

1. 成立以主要领导为组长的工作组，负责协调各部门及院系的工作

学校疫情心理防护宣教工作体系如下图所示。

第四章 学校疫期及疫后心理工作操作指南

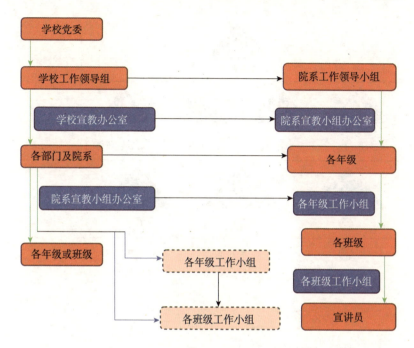

2. 形成部门联合、上下联动的工作机制

在学校层面成立校级工作领导组,相关部门联合成立宣教办公室,院系成立工作领导小组,理顺组织体系,使心理防护的宣教工作得到全面保障,实现层层有人管、事事有人抓,切实推动各部门和院系把心理防护宣教工作纳入学校全局工作中。利用网格化管理平台,掌握动态,反映问题,形成上下联动、相互配合、协调有力的管理工作机制,如下图所示。

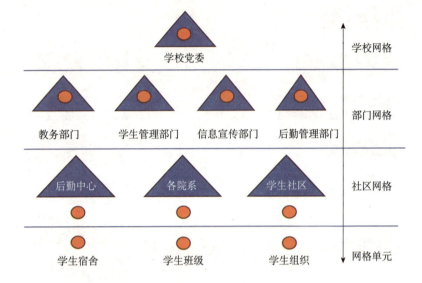

三、工作内容

1. 疫情心理防护知识的宣传

（1）利用媒介。利用网站、公众号和心理委员群等媒介进行疫情心理防护知识的宣传和教育，介绍情绪宣泄和心理防护的方法，引导师生理性看待疫情，以平和的心态面对疫情。

（2）利用志愿活动。组织师生开展线上线下志愿活动，可利用设计宣传图片、宣传动画等形式引导学生以积极主动的心态面对疫情。

2. 疫情心理防护知识的培训

（1）针对管理人员和普通老师：管理人员，特别是教务、学生管理等重要部门人员，与学生接触比较多，针对这些人员，学校要组织专业人员对他们开展有关心理危机预防与干预、疫情心理防护等相关知识的培训。

第四章 学校疫期及疫后心理工作操作指南

（2）针对辅导员：学校可制作宣传动画、宣传图片等开展培训；可利用心理援助平台、高校疫情心理援助热线提供的心理应激系列讲座等培训资源，帮助辅导员科学认识疫情，在做好自我心理调适的同时，积极协助学校做好学生的心理援助工作。

（3）针对后勤服务人员：重点结合《新型冠状病毒感染的肺炎疫情紧急心理危机干预指导原则》等文件开展培训，使他们明确自身责任，能自觉参与学校的心理防护工作。

（4）针对班级心理委员：班级心理委员一般缺乏心理专业背景，在工作过程中难免乏力，这就需要针对他们开展疫情心理防护知识的相关培训，帮助他们明确心理委员的工作任务和要求，掌握疫情心理疏导的方法，并学会识别心理危机学生的特征，同时在实践过程中对他们的工作进行指导，及时纠正他们在工作中出现的问题，提高工作效率。

3. 心理防护知识的教育

学校可组织心理骨干教师制作和开设疫期及疫后心理防护知识微课，就疫情设计一些有针对性的内容，包括疫期自我心理调适、亲子关系、自控力训练、自觉性培养、时间管理等，直面学生居家和在校学习期间面临的心理问题，缓解学生心理压力，增强求助意识，学会利用身边的心理支持和服务资源。

第四节 疫后心理问题咨询与辅导工作指南

一、工作目标

为不同人群提供心理支持、心理疏导、危机干预等服务，帮助求助者预防和减轻疫情所致的心理困顿，寻找和利用社会支持资源，维护心理健康，防范心理压力引发的极端事件。

二、工作机制

1. 成立专业团队

团队成员须具备专业背景、专业能力，或具有突发公共事件心理危机干预经验，或接受过新型冠状病毒感染的肺炎疫情应对心理援助、危机情绪处理等方面的专业培训。

2. 健全团队工作机制

学校成立专业团队后，将全面指导学校开展疫后的心理咨询与辅导工作。在工作中，可以将专业团队分成4个小组（专家服务小组、心理咨询（热线）小组、信息服务小组、综合协调小组），各小组都有明确的工作职责，各负其责但又密切合作，形成密不可分的统一整体。在这个健全的工作机制下，才能为广大师生提供及时有效的心理咨询和辅导服务。

第四章　学校疫期及疫后心理工作操作指南

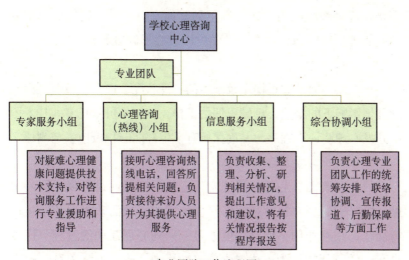

专业团队工作流程图

三、工作内容

1. 选拔和培训一支优秀的心理教师队伍

提供心理干预和疏导、提供心理咨询和辅导、开设心理健康课等工作，都离不开一支优秀的心理教师队伍，因此开展选拔和培训这么一支队伍就显得很有必要。

（1）选拔：可以从专业能力和胜任特征两个方面来考虑。专业能力主要考虑学历层次、专业对口性、教龄、心理辅导经验等；而胜任特征主要包括三个方面：认知能力（内省、分析式思维和概念式思维）、人格特征（成就动机、自信心和灵活性）、帮助与服务（学生服务导向）。

（2）培训：组织专家团队对心理教师开展专业能力、胜任特征的培训；同时还可组织心理教师观摩专家团队的心理干预和疏导、专业督导过程，这也是心理教师成长较快的途径；另外，除了培训心理教师队伍,还可以培训其他专业教师,让他们也重视学生心理健康问题,在专业教学中渗透心理健康教育。

2. 心理评估需全覆盖

学校需全面掌握近期全校学生的心理状况,应在全校范围内开展疫情影响下的学生心理健康评估工作。该工作可依托专业技术团队开发心理测评小程序,并确保所有学生都能够积极地参与测评。

3. 心理辅导要以活动为载体

(1)开展团体心理辅导。学生返校后,可通过开展"同心击鼓""神笔马良""摸石过河"等多种团体心理活动来促使学生进行交往、相互作用,使学生能通过一系列心理互动的过程,探索自我,学习新的行为方式,尝试改变行为,改善人际关系,解决生活和学习中的问题。

(2)开展竞赛类活动。学校可在全校师生中开展制作心理知识宣传动画、心理知识演讲、心理知识征文等竞赛活动,来普及心理健康知识,提高心理健康关注度,调动师生共同参与心理健康教育工作的主动性和积极性;也可组织学生参加省市有关部门主办的心理健康教育系列活动,通过参与活动可以促进学生对心理调适方法的思考和学习,提升对心理压力和挫折的应对韧性,预防和减少精神障碍,使学生树立自信心。

4. 发挥班级心理委员的作用

返校复学后,有部分学生因长假等因素可能出现更多的心理问题,所以急需充分发挥心理委员这支骨干力量协助开展心理健康教育。心理委员在日常班级管理中,扮演着四种角色:一是班级同学的知心伙伴,二是班级学生的心理观察员,三是班组心理

第四章　学校疫期及疫后心理工作操作指南

活动的组织者,四是学生与老师的心理信息传递员。所以在日常心理管理中,可充分利用心理委员做好发现情况和将信息及时反馈上报的作用,以便辅导员、心理咨询中心老师可以在第一时间内做出及时有效的应对措施。

5. 丰富心理健康课教学内容

学校可以通过创新教学方式、优化教学内容来增强心理课教学的趣味性,提高学生的学习积极性。在线上线下教学过程中,可结合抗击疫情中的先进模范人物事迹来激励学生,提高学生的耐挫力和毅力,培养学生的自信心和恒心。

6. 复学后心理咨询与辅导服务工作

复学后,疫期培训的优秀心理教师队伍此时可以派上用场,他们要积极开展身心健康排查工作,掌握每位学生日常身心状况并直接与学生沟通,尤其是要密切关注四级六类、原心理疾病患者、家庭经济困难生等几类学生,做好跟踪回访,根据不同情况做好心理支持服务,减轻疫情可能造成的心理伤害。他们还可利用心理健康课、主题班会开展有利于身心健康的活动、讲座,尽快抚平疫情给学生带来的心理创伤,激活心理潜能,培养心理素质,维护心理健康。

第五节 疫后家庭心理建设工作指南

一、工作目标

1. 家庭成员心理建设

家庭成员能够合理看待疫情对生活、工作、学习造成的影响;能够分辨在疫情期间自己可以改变与不能够改变的因素;能够敢于面对挑战,学习和接受更多可能性的应对方式;学会觉察自身情绪的变化,识别情绪的健康状况;可以调动情绪进行自我激励,学会识别情绪信号,在生活中实现与他人的有效沟通;能够建立有益于身心健康的生活习惯,保持生活节奏的稳定性。

当个体处于一个压力性环境中,如经历重大创伤(地震、新型冠状病毒感染的肺炎疫情等),就会在大脑中牵引出一系列的心理和身体反应。例如:**失眠、作息异常、记忆力下降、头晕、胸闷等。**

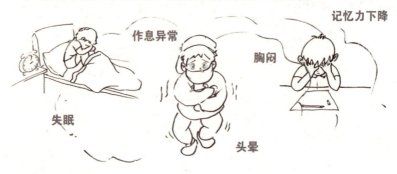

2. 家庭团队心理建设

促进家庭成员间的亲密度，有利于建立和谐的亲子关系；能够达成团队共识，建立积极向上的价值观；能够积极面对疫情造成的影响，把握适宜的人际距离，重建人际信任，提升家庭成员的合作能力。

二、工作机制

1. 建章立制，构建家校合作联动的长效机制

首先，学校需将心理健康教育家校合作联动作为评价学校心理健康教育成效的一项重要指标，以评促建，推动心理健康教育家校合作联动工作的开展；其次，学校可以建立专门的由校领导挂帅的组织协调机构，负责统筹规划，整合校内资源，在人财物方面提供充分保障；最后，可以引入督导组织，邀请心理专家进行定期指导和监督，这样会使工作更高效。

通过建章立制才能构建家校合作联动的长效机制，保障家长对学校心理健康教育的知情权、参与权及监督权，从组织和制度方面保障心理健康教育家校合作的顺利开展和有效落实。

2. 开拓创新，搭建家校合作的网络沟通平台

随着科学技术的快速发展和家校合作的深入开展，学校迫切需要在传统合作方式的基础上，发挥新媒体优势，积极拓展新渠道，搭建网络沟通平台，做到与时俱进。如利用 QQ 群、微信群、网络视频、App 小程序等载体，设立家长论坛、学生动态观察等专栏，为心理健康教育家校合作提供必要的平台支撑。

三、工作内容

1. 和谐家庭促身心健康

家长的自我情绪觉察。家庭支持系统对学生的身心健康起着尤为重要的作用,家长的情绪稳定也能让学生获得更多的安全感。那么,我们如何科学管理情绪呢?

(1)合理正确地表达情绪。如"我觉得……""我感到……""我想……"等。

(2)及时转移注意力。可以通过做家务、玩游戏、看电视等方式将注意力从原来的情绪中脱离。

(3)改变认知。用"可能是、或许是"代替原来的"绝对是、肯定是"。

(4)改变行动。关注家庭成员的需要并积极予以回应。

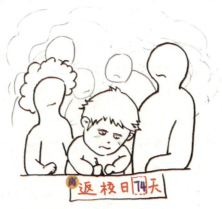

2. 构建良好家庭关系

(1)与孩子一起成长。首先是家长保持适度的紧张和警觉,减少外出和群聚活动,做好与孩子一起隔离的心理准备;其次是与孩

第四章　学校疫期及疫后心理工作操作指南

子一起研究获取可靠信息的方法，引导孩子学会获取科学、正确信息的方式方法；最后是利用危机事件，强化生命教育和对大自然的敬畏之心。家长可以创造虚拟的危险情境来调整孩子的反应模式，这样可以让孩子学到生命防护的知识。同时也应启发孩子，人类对病毒、对自然的认识还不够，需要进一步开展科学探索。

（2）构建良好亲密关系。疫情发生后，很多家庭只能在有限的空间里朝夕相处，那么如何建立良好的亲密关系来保证家庭成员之间和谐相处呢？试试下图中所示的5招，它会给你带来意想不到的收获。

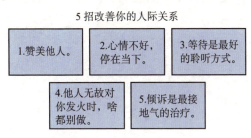

3. 家校合作促良性沟通

1）学校为家长心理健康提供服务

学校可以指导家长开展家庭心理健康教育，使家长明白学生心理问题产生的可能原因，学会耐心倾听学生的想法，理解学生的发展存在个体差异；学校的心理机构要对特殊家庭进行个别指导，与家长共同努力解决学生的心理问题；要与家长建立定期沟通机制，使学校、家长、老师三方做到定期沟通，以便及时发现问题，第一时间制定解决措施；学生返校后，辅导员等人员可向家长及时反馈学生在校的情况，使家长能更及时地与学生进行沟通。

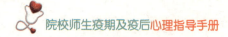

2)家长配合学校做好关爱工作

家长要理解并配合学校的防控安排,做好学生的思想工作及心理关爱;及时报告学生在家里的情况,做好学生在家身体各项指标的监控工作;鼓励学生自主开展学习,积极思考,制订科学的学习计划;鼓励学生努力锻炼身体,选择适合在家运动的方式来增强个人的免疫力;从心理、物资、出行三方面帮助学生做好返校的准备工作;学生返校后,家长和学生要加强互动,家长关心孩子复学后情绪状态、学习习惯方面的变化,多鼓励孩子做出积极的改变,多倾听孩子对问题的看法。

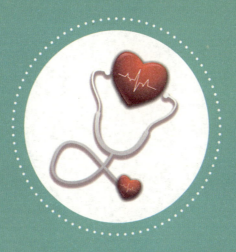

附 录
资源链接

附录　资源链接

一、权威培训资料

1. 幸福公益基金会心理援助公益培训　心理热线设置与接听流程

2. 直播回看 || 你错过的讲座都在这里

3. 今晚 7 点《危机下的心理调适》准时开播

4. 抗疫心理能量包，咨询师必备

院校师生疫期及疫后心理指导手册

二、调适资源

1. 热线心理援助人员的自我情绪管理与关照

2. 守护大学生心理健康，坚决打赢疫情防控阻击战

3.《新型冠状病毒感染的肺炎公众心理自助与疏导指南》

4. 疫情期间个人心理健康自评量表

5. 应对新型冠状病毒肺炎疫情心理调适指南

三、危机转介机构

1. 全国心理援助热线查询

2. 国内主要心理危机干预热线

3. 中国精神医学专科医院 10 佳声誉排行榜

4. 北京市提供精神心理服务医院

5. 上海市提供精神心理服务医院

院校师生疫期及疫后心理指导手册

6. 广东省提供精神心理服务医院

参考文献

[1] 国家卫生健康委员会.关于印发新型冠状病毒感染的肺炎诊疗方案(试行第7版)的通知.[EB/OL].(2020-03-04)[2020-03-31]. http://health.people.com.cn/n1/2020/0304/c14739-31616706.html.

[2] 国家卫生健康委员会.关于新型冠状病毒感染的肺炎,想知道的看过来(一).[EB/OL].(2020-01-25)[2020-03-31]. https://mp.weixin.qq.com/s/T18tFn5ll14dx-HKmnn0Pg.

[3] 中国疾病预防控制中心.新型冠状病毒感染的肺炎公众防护指南.[EB/OL].(2020-01-31)[2020-03-31]. https://mp.weixin.qq.com/s/25lbhMV8mxOFEwYl0nFRkg.

[4] 国务院应对新冠肺炎疫情联防联控机制.关于依法科学精准做好新冠肺炎疫情防控工作的通知:联防联控机制发〔2020〕28号.[EB/OL].(2020-02-25)[2020-03-31]. http://www.gov.cn/xinwen/2020-02-25/content_5483024.htm.

[5] 国务院应对新型冠状病毒感染肺炎疫情联防联控机制.关于印发全国不同风险地区企事业单位复工复产疫情防控措施指南的通知:国发明电〔2020〕12号.[EB/OL].(2020-04-09)[2020-04-12]. http://www.gov.cn/zhengce/content/2020-04-09/content_5500685.htm.

［6］国务院应对新型冠状病毒感染肺炎疫情联防联控机制.关于印发新冠病毒无症状感染者管理规范的通知：国办发明电〔2020〕13号.[EB/OL].（2020-04-09）[2020-04-12].http://www.12371.cn/2020/04/09/ARTI1586393044875313.shtml.

［7］国务院应对新型冠状病毒感染肺炎疫情联防联控机制.关于印发企事业单位复工复产疫情防控措施指南的通知：国发明电〔2020〕4号.[EB/OL].（2020-02-22）[2020-03-31].http://www.gov.cn/zhengce/content/2020-02/22/content_5482025.htm.

［8］广东卫生健康委员会.广东省厂矿、机关、企事业单位复工复产新冠肺炎疫情防控工作指引（第三版）：粤卫疾控函〔2020〕82号.[EB/OL].（2020-03-31）[2020-04-12].http://k.sina.com.cn/article_5787187353_158f1789902000zhp5.html?from=news&subch=onews.

［9］国务院联防联控机制.印发关于科学防治精准施策分区分级做好新冠肺炎疫情防控工作的指导意见.[EB/OL].（2020-02-18）[2020-03-31].http://www.gov.cn/xinwen/2020/02/18/content_5480514.htm.

［10］阮盛铁，武国平.漫画新型冠状病毒感染肺炎的心理防护——戴好"心理防护罩".北京：中国中医药出版社，2020.

［11］顾红霞.突发灾难事件的心理应激与心理危机干预.天津护理，2009（2）：116-117.

［12］赵静波、范方.疫情心理援助与典型案例剖析.华南师范大学学报（社会科学版），2020（3）：19-27.

［13］教育部新闻办 微言教育.疫情期间，师生出现心理问题如何干预，听心理学专家和您说.[EB/OL].（2020-02-18）[2020-03-31].https://mp.weixin.qq.com/s/0JqFlhdgAl5TjkbLmdcHyw.

［14］健康中国.应对新型冠状病毒肺炎疫情心理调适指南.[EB/OL].（2020-02-07）[2020-03-31] https://mp.weixin.qq.com/s/

hOLia0OnkCPXeFSSA548Gw.

［15］四川新型冠状病毒肺炎疫情心理干预工作组.新型冠状病毒大众心理防护手册.［EB/OL］.（2020-02-01）［2020-03-31］.http://www.wchscu.cn/detail/50634.html.

［16］江苏省教育厅.新型冠状病毒肺炎疫情防控 江苏省大学生心理健康指导手册.［EB/OL］.（2020-02-13）［2020-03-31］.http://jyt.jiangsu.gov.cn/art/2020/2/13/art_58960_8971378.html.

［17］惠院心理中心.疫情下，感受亲情的温暖.［EB/OL］.（2020-02-24）［2020-03-31］.https://mp.weixin.qq.com/s/MyvJWurlNh76hqb_ooSJYg.

［18］网络心理与行为重点实验室.缺少线下交往，如何应对"孤独".［EB/OL］.（2020-03-08）［2020-03-31］.https://mp.weixin.qq.com/s/n3YE_sUjGx1dd0pt9ynIsg.

［19］江苏教科工会.复学在即，请收好这份"心理疫苗".［EB/OL］.（2020-03-30）［2020-03-31］.https://mp.weixin.qq.com/s/6n6IzyPMKsLj_BSqo4bl-g.

［20］教育部新闻办微言教育.疫情当下，在家生活学习如何增强自律？心理专家教你这么做|用"心"战"疫"⑥.［EB/OL］.（2020-02-16）［2020-04-12］.https://mp.weixin.qq.com/s/SeVspLCYm9pIyUojtlSGkg.

［21］福建省心理学会，福建师范大学心理学院.抗疫复学后教师助学心理指南.［EB/OL］.（2020-03-03）［2020-04-12］.https://mp.weixin.qq.com/s/gl7K8VdGnL81m3ViHzZp0w.

［22］张继成.董惠娟教授与震灾心理研究——一位唐山地震孤儿的成长历程.国际地震动态，2006（7）：182-187.

［23］心理学百科全书编辑委员会.应用心理学百科全书.杭州：浙江教育出版社，1995：303-305.

［24］邱鸿钟，梁瑞琼.应激与心理危机干预.广州：暨南大学出

版社，2008：180-185.

[25] 中国心理卫生协会编著. 新型冠状病毒感染的肺炎公众心理自助与疏导指南. 北京：人民卫生出版社，2020.

[26] 新型冠状病毒感染的肺炎疫情下心理健康指导手册编委会. 新型冠状病毒感染的肺炎疫情下心理健康指导手册. 西安：陕西师范大学出版总社，2020.

[27] 中华医学会精神科分会. 中国精神障碍分类与诊断标准（第三版）. 济南：山东科学技术出版社，2001：101-102.

[28] David H. Barlow. 心理障碍临床手册（第3版）. 刘兴华，黄峥，徐凯文等译. 北京：北京中国轻工业出版社. 2004：66-70.

[29] 樊键，张桂青，胡敏. 创伤后应激障碍诊治的思考. 医学与哲学，2013（1）：67-69.

[30] 许思安，杨晓峰. 替代性创伤：危机干预中救援者的自我保护问题. 心理科学进展，2009（3）：92-95.

[31] 国家卫生健康委员会疾病预防控制局. 新型冠状病毒感染的肺炎疫情紧急心理危机干预指导原则.［EB/OL］.（2020-01-28）[2020-04-03］. http://www.nhc.gov.cn/jkj/s3577/202001/6adc08b966594253b2b791be5c3b9467.shtml.

[32] 国家卫生健康委员会疾病预防控制局. 新型冠状病毒肺炎疫情防控期间心理援助热线工作指南. EB/OL］.（2020-02-07）[2020-04-03］. http://www.nhc.gov.cn/jkj/s3577/202001/6adc08b966594253b2b791be5c3b9467.shtml.

[33] 国家卫生健康委员会疾病预防控制局. 新冠肺炎疫情心理疏导工作方案.［EB/OL］.（2020-03-18）[2020-04-03］. http://www.nhc.gov.cn/xcs/zhengcwj/2020403/0beb22634f8a4a48aecf405c289fc25e.shtml.

[34] 广东省高校心理健康教育与咨询专业委员会等. 高校应对疫

情心理援助工作要点速查手册.[EB/OL].（2020-02-19）[2020-04-03].https://xl.hzu.edu.cn/2020/0219/c7969a191698/page.htm.

［35］电子科技大学心理健康教育中心.新型冠状病毒师生心理防护与调适手册.四川：电子科技大学出版社，2020：96-106.

［36］方晓义等.新型肺炎疫情下的家庭心理自助手册.北京：北京师范大学出版社，2020：139.

［37］毛志宏等.新型冠状病毒感染的肺炎疫情下心理健康指导手册.西安：陕西师范大学出版社，2020：34-47.

［38］赵娟等.心理健康教育家校合作联动培养模式的构建.吉林省教育学院学报，2014（30）：12-13.

［39］袁丽红.高职院校班级心理委员的选拔与培养探究.才智，2020（3）:122.

［40］陈翔，胡志斌等编.高等学校新型冠状病毒肺炎防控指南.北京：人民卫生出版社，2020.